YAQTHAN Mohammed
Hasna Hashim
Zubaida Tariq

Precisão do material de moldagem PVS com diferentes angulações do implante

YAQTHAN Mohammed
Hasna Hashim
Zubaida Tariq

Precisão do material de moldagem PVS com diferentes angulações do implante

ScienciaScripts

Imprint

Any brand names and product names mentioned in this book are subject to trademark, brand or patent protection and are trademarks or registered trademarks of their respective holders. The use of brand names, product names, common names, trade names, product descriptions etc. even without a particular marking in this work is in no way to be construed to mean that such names may be regarded as unrestricted in respect of trademark and brand protection legislation and could thus be used by anyone.

Cover image: www.ingimage.com

This book is a translation from the original published under ISBN 978-620-2-02319-1.

Publisher:
Sciencia Scripts
is a trademark of
Dodo Books Indian Ocean Ltd. and OmniScriptum S.R.L publishing group

120 High Road, East Finchley, London, N2 9ED, United Kingdom
Str. Armeneasca 28/1, office 1, Chisinau MD-2012, Republic of Moldova, Europe
Printed at: see last page
ISBN: 978-620-8-02182-5

DEDICAÇÃO

Gostaria de dedicar este trabalho a todos os mártires iraquianos; à minha família mais querida, aos meus avós, à minha mãe e ao meu pai, por terem cuidado de mim desde a minha infância e cujos bons exemplos me ensinaram a trabalhar arduamente pelas coisas que aspiro alcançar, que Alá abençoe a sua vida; além disso, aos meus irmãos e irmãs, Dr. Ahmed, Dra. Amina, Dr. Haider, Dra. Asma, Eng. Alla, e Eng. Murtadha, cujo amor e orações contínuas tiveram um impacto profundo no sucesso da minha vida. Peço a Deus todo-poderoso que os proteja e os abençoe para sempre.

Este trabalho de tese é também dedicado à minha sogra Fa'iza Al-Shishani e ao meu sogro Tariq Al-Juboory, que sempre me amaram incondicionalmente, estou verdadeiramente grata por vos ter na minha vida, ao símbolo do amor e da dádiva, os meus irmãos e irmãs, que me encorajam e apoiam.

O meu profundo apreço e gratidão vão para a minha mulher, que me guia através do vale da escuridão com a luz da esperança e do apoio, para a fonte de felicidade da minha vida, os meus filhos: Fatimatulzahraa, Minnatullah e Jannah, que não consigo forçar-me a deixar de amar.

O meu amor incondicional vai para o Iraque, que está misturado com a minha alma e o meu sangue, e ser-lhe-ei grato enquanto viver.

RECONHECIMENTO

Em nome de Alá, o Clemente e o Misericordioso Alhamdulillah, todos os louvores a Alá pela força e pela Sua bênção na conclusão desta tese. Um agradecimento especial à minha orientadora, Dra. Hasnah binti Hashim, pela sua supervisão e apoio constante. A sua inestimável ajuda com comentários construtivos e sugestões ao longo dos trabalhos experimentais e da tese contribuíram para o sucesso desta investigação. Não esquecendo o meu agradecimento ao meu coorientador da Escola de Engenharia Mecânica da Universiti Sanis Malaysia, Prof. Dr. Mani Maran Ratnam, pelo seu apoio e conhecimentos relativamente a este tópico. Gostaria de expressar o meu apreço à minha co-orientadora da Faculdade de Medicina Dentária da Universiti Kebangsaan Malaysia, a Dra. Norziha Yahaya. Agradeço-lhe a sua ajuda valiosa e científica. A minha gratidão vai também para o Diretor do Instituto Médico e Dentário Avançado, Prof. Dr. Narazah binti Mohd Yusoff, pelo seu apoio e ajuda nas minhas actividades de pós-graduação. A minha profunda gratidão ao Diretor Académico Adjunto do Instituto Médico e Dentário Avançado, Dr. Shahrul Bariyah Binti Sahul Hamid. Estou também muito grata à Diretora do Núcleo de Ciências Craniofaciais e de Biomateriais do Instituto Médico e Dentário Avançado, Dra. Norehan binti Mokhtar, pelos seus conselhos de apoio e encorajamento. Gostaria também de agradecer à Dra. Sa'adiah binti Shahabudin, pelo apoio que me deu durante as primeiras fases do meu trabalho. Os meus agradecimentos especiais à Cik Nur Syazana Bt. Azizan, a quem estou grato pela sua preciosa ajuda. O meu reconhecimento vai também para todos os técnicos e pessoal administrativo do Instituto Médico e Dentário Avançado, da Escola de Engenharia Mecânica e da Escola de Engenharia de Materiais e Recursos Minerais da Universiti Sains Malaysia pela sua cooperação. Os meus sinceros agradecimentos a todos os meus amigos, em especial, e a outras pessoas pela sua amabilidade.

Por último, agradeço e louvo Alá, Deus Todo-Poderoso, que me deu a capacidade e a perseverança para concluir o meu estudo. Alhamdulillah.

ÍNDICE DE CONTEÚDOS

Capítulo 1	7
Capítulo 2	11
Capítulo 3	44
Capítulo 4	63
Capítulo 5	66
Capítulo 6	74

ABREVIATURAS

PVS   Polyvinyl siloxane

PE   Polyether

ADA   The American Dental Association

PRECISÃO DO MATERIAL DE IMPRESSÃO DE POLIVINIL SILOXANO COM DIFERENTES ANGULAÇÕES ENTRE IMPLANTES

RESUMO

Foram levantadas questões sobre se a elasticidade do material de moldagem, a angulação inter-implantar e a combinação destes factores afectam a precisão da moldagem do implante. Dadas as suas propriedades favoráveis, o Polivinil Siloxano (PVS) foi recomendado como material de moldagem para utilização clínica, tendo sido selecionado para este estudo. Os objectivos deste estudo foram determinar o módulo de elasticidade de dois materiais de moldagem de PVS (corpo médio), comparar os efeitos combinados da elasticidade do material de moldagem e da angulação do análogo do implante dentário ($0°$, $5°$, $10°$ e $15°$) na precisão da moldagem, comparar o efeito da elasticidade do material de moldagem na precisão da moldagem do análogo do implante dentário independentemente da angulação inter-implantar e comparar o efeito da angulação do análogo do implante dentário independentemente da elasticidade do material na precisão da moldagem. Foram efectuados testes de tração para comparar o módulo de elasticidade entre o material Aquasil PVS de corpo médio ("Aquasil") e o material Virtual PVS de corpo médio ("Virtual"). Foram fabricados quatro modelos mestre em acrílico em forma de bloco com dois análogos de implantes em cada um: o primeiro foi colocado a $0°$ de angulação (implante de referência), enquanto o segundo foi colocado a $0°$, $5°$, $10°$ e $15°$, respetivamente. Foram efectuadas sessenta e quatro impressões, 16 impressões para cada um dos quatro modelos principais, oito das quais com o material de impressão Aquasil e as outras oito impressões com o material de impressão Virtual. Todas as impressões foram obtidas utilizando a técnica da moldeira fechada. Os moldes de estudo foram fabricados com gesso duro de alta resistência e baixa expansão. A precisão da impressão foi determinada comparando a diferença na medição linear dos moldes de estudo relativamente aos moldes principais em pm, medidos com um projetor de perfil (ampliação original x10). Cada medição foi repetida cinco vezes e foi calculada uma média. Os dados foram analisados com o IBM SPSS v.22 (SPSS Inc, Chicago) com o nível de significância estatística *(p)* fixado em <0,05. Os resultados mostraram que o material de moldagem de corpo médio Aquasil é mais elástico do que o material de moldagem de corpo médio Virtual (módulo de elasticidade 4,4 Mpa (SD 0,33 Mpa) e 8,3 Mpa (SD 0,38 Mpa), respetivamente. O resultado também sugeriu que a elasticidade do material e a angulação inter-implantar tinham um efeito combinado na exatidão da impressão do implante *(p = 0,03)*. Para além disso, o material de impressão Virtual (corpo médio) apresentou menos discrepância do que o material de impressão Aquasil (corpo médio), independentemente da angulação inter-implantar. No entanto, a diferença não foi estatisticamente significativa *(p = 0,330)*. As angulações inter-implantares foram significativamente associadas à exatidão da impressão *(p = 0,027)*, independentemente da elasticidade do material. A análise post-hoc utilizando o procedimento de Tamhane mostrou uma diferença significativa entre os pares de angulações de 0°-10° e 0°-15°

Em conclusão, o estudo demonstrou que a interação entre os materiais de moldagem PVS de diferentes elasticidades (Virtual e Aquasil de corpo médio) e a angulação entre implantes dos análogos colocados de forma divergente produziu um efeito adverso significativo na precisão da moldagem. Independentemente da elasticidade do material, a angulação dos análogos do implante também afecta negativamente a precisão da impressão.

1 Introdução

Uma moldagem exacta é importante para os implantes dentários, uma vez que a prótese deve ser fabricada de modo a não conferir qualquer tensão ao implante inserido quando completamente assente (Adell et al., 1981). A reabilitação oral de pacientes parcial e completamente desdentados com implantes dentários é atualmente um procedimento de rotina, e os estudos clínicos comprovaram a eficácia longitudinal desta modalidade de tratamento (Ravald et. al., 2013). Como os implantes endósseos são funcionalmente anquilosados com contacto direto com o osso, não têm a mobilidade inerente do ligamento periodontal (Ravald et. al., 2013). Por conseguinte, não podem acomodar distorções ou desajustes na interface implante-pilar. O afrouxamento e/ou fratura do parafuso, as fracturas do implante e a tensão e fratura do componente protético têm sido relacionados com o desajuste da prótese. Ainda não é claro qual o grau de desajuste da prótese que conduzirá a complicações biológicas ou técnicas.

A adaptação clínica da prótese sobre implantes na junção implante-pilar depende diretamente da precisão da técnica de moldagem e do fabrico do molde (Taylor e Agar, 2002).

Os materiais de moldagem de implantes devem ter as seguintes caraterísticas: ter uma resistência adequada para evitar que se partam ou rasguem ao serem removidos da boca; e possuir uma elasticidade e estabilidade dimensional aceitáveis, sem deformação permanente após o esforço, para facilitar a produção exacta do molde (Braden e Eliot, 1966). Atualmente, o material de moldagem mais popular na preparação de implantes dentários é o polivinil siloxano (PVS) devido às suas boas caraterísticas de manuseamento, propriedades físicas e estabilidade dimensional (Manappallil, 2010). Os materiais de moldagem PVS, que estão disponíveis no mercado desde meados da década de 1970, podem ser aplicados a vários procedimentos indirectos em dentisteria protética e dentisteria restauradora (Mandikos, 1998). Embora os efeitos da elasticidade na precisão dos implantes tenham sido testados, a precisão das impressões de implantes dentários utilizando PVS, particularmente com rigidez distinta, não foi bem estabelecida (Liou et al., 1993). As siliconas de adição têm um módulo de elasticidade mais elevado do que outros materiais de moldagem elastoméricos. Estes materiais são vantajosos em relação aos silicones de condensação anteriores porque têm menos alterações dimensionais e maior recuperação elástica (McCabe e Walls, 2008). Estudos anteriores propuseram que a impressão fixa pode ser facilmente removida quando são utilizados materiais de silicone de adição devido ao seu módulo de elasticidade mais favorável (Chai et al., 1998). Assim, o PVS poderia reduzir a deformação permanente de um material de moldagem quando a coifa de moldagem, juntamente com a moldagem, é removida dos implantes ligados internamente. Especulou-se que ocorre uma tensão de alto nível entre as coifas de impressão e os materiais de impressão quando as impressões com as suas coifas são removidas dos implantes ligados internamente (Vigolo et al., 2004).

Muitos estudos compararam as precisões de impressão do PVS e do PE, mas as precisões de diferentes bandas de PVS não foram determinadas. Reddy (2013) examinou as precisões dimensionais das impressões de implantes baseadas em PVS e PE e não encontrou diferenças significativas na precisão dimensional dos moldes resultantes construídos utilizando a técnica de moldeira fechada. Foi relatado que o PVS é mais estável dimensionalmente do que o PE e foi caracterizado por uma excelente precisão dimensional e estabilidade dimensional a longo prazo.

A maioria dos estudos sobre impressões de implantes dentários avaliou a melhoria da precisão da impressão utilizando implantes paralelos com angulação de 0°, enquanto vários estudos investigaram o efeito de implantes não paralelos com angulações de diferentes graus na precisão final da impressão (Carr et al., 1996). Foi relatado que o aumento da divergência ou convergência dos implantes tem efeitos prejudiciais na precisão da impressão (Carr, 1996; Assuncao et al., 2004), enquanto alguns outros estudos não relataram qualquer efeito da angulação na precisão (Choi et al., 2007; Conrad et al., 2007).

1.1 Fundamentação do estudo

A adequação de um material recomendado para impressões de implantes e os efeitos da angulação do implante na exatidão do molde de trabalho permanecem discutíveis. Assim, é importante avaliar o efeito de materiais de moldagem com diferentes elasticidades e angulações do implante na exatidão da moldagem (Cehreli et al., 2006).

1.2 Objetivo geral

Comparar a exatidão da impressão de análogos de implantes dentários colocados em diferentes angulações, obtidos com materiais de impressão PVS (corpo médio) de diferentes elasticidades, utilizando a técnica da moldeira fechada.

1.3 Objectivos específicos

i. Determinar o módulo de elasticidade de dois materiais de impressão PVS (corpo médio).

ii. Comparar os efeitos combinados da elasticidade do material de moldagem e da angulação análoga do implante dentário (0°, 5°, 10° e 15°) na exatidão da moldagem.

iii. Comparar o efeito da elasticidade do material de moldagem na exatidão da moldagem analógica de implantes dentários.

iv. Comparar o efeito da angulação análoga do implante dentário (0°, 5°, 10° e 15°) na exatidão da impressão.

1.4 Hipóteses

ii. A combinação da elasticidade do material e da angulação análoga do implante dentário (0°, 5°, 10° e 15°) afecta significativamente a precisão da impressão.

iii. A elasticidade do material de impressão afecta significativamente a precisão da impressão analógica do implante dentário.

iv.   A angulação análoga do implante dentário (0°, 5°, 10° e 15°) afecta significativamente a precisão da impressão.

1.6 Importância do estudo

Os conhecimentos sobre a influência da elasticidade do material de moldagem PVS e os efeitos da angulação do implante na precisão da moldagem serão úteis para os clínicos seleccionarem um plano que maximize a taxa de sucesso do tratamento com implantes para os pacientes.

CAPÍTULO DOIS

REVISÃO DA LITERATURA

2. Revisão da literatura

2.1 Materiais de impressão

Em geral, a precisão de qualquer molde de implante depende de alguns factores básicos que incluem a técnica de moldagem do implante, o tipo de material de moldagem e a angulação do implante. Um objetivo clínico definitivo deve ser o fabrico de próteses que assentem passivamente sobre os implantes. Foram levantadas várias questões, tais como se a diferença na elasticidade de dois materiais de moldagem PVS (ou seja, corpos médios Virtual e Aquasil) afecta a precisão da moldagem do implante dentário; se o implante dentário angulado afecta a precisão da moldagem do implante; e se a interação entre o material e a angulação afecta significativamente a moldagem do implante (Vigolo, et. al. 2003)

Pfaff, um dentista alemão, foi o primeiro a utilizar impressões de cera seccionais da boca para preparar modelos de gesso em 1756 (Peyton, 1968), altura em que a cera e o gesso eram os materiais dentários comuns. As ceras, os modelos de gesso e os dados de metal eram utilizados para impressões em Inglaterra em 1840 (Perkins, 1966). O gesso foi utilizado para impressões bucais em 1844. Em 1857, Stent desenvolveu um composto de modelação que foi utilizado como material de moldagem em 1874. Os compostos de ágar-ágar ou hidrocolóides reversíveis foram desenvolvidos por Poller, a quem foi concedida uma patente britânica para este material em 1925. Esta técnica de gel é inicialmente complicada pelos aquecedores e seringas especiais supostamente necessários, que são posteriormente descartados (Bergman, 1980). Poller vendeu os direitos de patente para o seu uso dentário aos irmãos De Trey de Zurique, Suíça. Os irmãos De Trey comercializaram uma modificação deste material com o nome comercial "Dentocoll".

Após a concessão das patentes americanas, foram desenvolvidos numerosos materiais com natureza semelhante à do Dentocoll, entre os quais o ingrediente mais essencial era o ágar-ágar (Perkins, 1966). Em 1937, Sears utilizou o ágar-ágar para coroas e pontes, enquanto Paffenbarger propôs uma especificação em 1940 (Paffenbarger, 1974).

Um material de impressão à base de alginato, introduzido antes da Segunda Guerra Mundial, atraiu muito interesse durante o período acima mencionado, quando os fornecimentos de ágar terminaram (Perkins, 1966). Com o desenvolvimento contínuo dos materiais de impressão de alginato, vários académicos sugeriram a aplicação destes materiais para procedimentos de inlay, coroas e pontes (Fusayama, 1957; Skinner et al., 1950; Skinner e Pomes, 1947).

2.2 Desenvolvimento de Elastómeros

Os materiais de impressão elastoméricos são amplamente utilizados em cirurgia dentária. Estes materiais têm uma boa resistência ao rasgamento e estabilidade dimensional (Cartmen, 2010). Os materiais elastoméricos tornam-se polímeros reticulados flexíveis quando endurecem. Exceto para a preparação de modelos de estudo, os materiais de impressão elastoméricos dominam o mercado principalmente devido à sua maior precisão, estabilidade dimensional a longo prazo e capacidade de registar detalhes em comparação com os materiais hidrocolóides. Os polissulfuretos foram os primeiros materiais de impressão elastoméricos, seguidos de silicones de condensação, PEs e silicones de adição (Powers e Wataha, 2013). Os materiais de impressão elastoméricos são fornecidos em dois componentes, nomeadamente, pastas de base e catalisador (ou líquido), que são misturados antes da criação da impressão. Estes materiais são frequentemente produzidos com várias consistências, incluindo extra baixa, baixa, média, pesada e massa, com base no aumento do teor de carga (Anusavice et al., 2013).

Um elastómero é um polímero com propriedades semelhantes às da borracha (ou seja, borracha natural ou sintética). Os elastómeros de moldagem dentária curam (vulcanizam) de fluidos viscosos para sólidos elásticos à temperatura ambiente. Estes materiais são polímeros elevados caracterizados por macromoléculas dobradas ou enroladas, que se endireitam sob uma carga para produzir extensões muito longas. As moléculas tendem a voltar à sua configuração inicial após a remoção da força deformadora. Atualmente, estão disponíveis na indústria dentária quatro tipos de materiais de impressão elastoméricos. Estes materiais incluem polissulfuretos, silicones de cura por condensação, silicones de cura por adição recentemente desenvolvidos e PEs (McCabe e Walls, 2008). Também foram desenvolvidos vários materiais de moldagem semelhantes a borracha, que foram descritos como materiais de moldagem elastoméricos não aquosos, materiais à base de borracha e elastómeros. Estes materiais fixam-se através de reacções de polimerização e são mais estáveis do que os materiais hidrocolóides (Gladwin e Bagby, 2009). Os materiais elastoméricos não são afectados pelas alterações atmosféricas e tornam-se mais elásticos e semelhantes a borracha quando endurecem, o que é importante durante a sua remoção da cavidade oral, de modo a que ocorra pouca ou nenhuma distorção ou rasgamento (Dietz-Bourguignon, 2006). As borrachas de polissulfureto foram introduzidas para aplicação industrial em 1929.

Patric desenvolveu os polímeros líquidos em 1943, nos EUA, quando explorou um líquido anticongelante nos Laboratórios Thiokol Inc. (NJ, EUA) (Kinghorn, 1957). Estes polímeros têm sido amplamente utilizados em aplicações militares, mas não na indústria em geral, até depois da Segunda Guerra Mundial (Jorczak et al., 1951). Os polímeros líquidos foram introduzidos na medicina dentária na década de 1950 (Bell et al., 1975). Da mesma forma, as borrachas de silicone também foram desenvolvidas para uso industrial, mas não para a medicina dentária até ao final da década de 1950.

Os materiais de impressão à base de polissulfureto foram desenvolvidos pela primeira vez e modificados com sucesso para aplicação clínica, em vez dos materiais à base de silicone (Asgar, 1971).

O primeiro silicone dentário foi fixado através de uma reação de condensação-polimerização, com hidrogénio como subproduto, resultando na produção de bolhas em dados de pedra (Peyton, 1965). Na década de 1960, foram introduzidos materiais com uma reação de mudança de presa, em que o álcool metílico ou etílico era o subproduto, evitando assim a produção de bolhas nos dados de pedra (Brown,

1981; Peyton, 1965).

No entanto, os silicones desenvolvidos têm uma estabilidade dimensional inferior devido à produção de subprodutos voláteis (Braden, 1975; Phillips, 1973). Estes materiais são atualmente conhecidos como silicone de tipo 1 ou silicones de cura por condensação.

Foi desenvolvido outro tipo de silicone que se fixa através de uma reação de adição-polimerização. Não são produzidos subprodutos por este processo de reação. Estes materiais, que foram originalmente desenvolvidos para o programa espacial Apollo, são conhecidos como silicone de Tipo 2 ou silicones de cura por adição (Brown, 1981). Os materiais de impressão elastoméricos utilizados em medicina dentária são, na sua maioria, derivados de sistemas originalmente destinados a aplicações industriais (Figura 2.1).

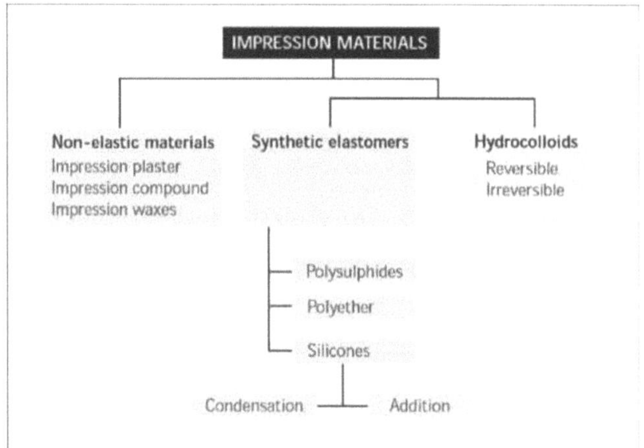

Figura 2.1. Classificação dos materiais de impressão (Wassell et al., 2002)

2.2 Requisitos gerais de um material de moldagem dentária

O processo de moldagem é crucial para a precisão da moldagem, e o material de moldagem é outro fator relacionado com a precisão do molde final.

Está disponível uma grande variedade de materiais de moldagem porque os fabricantes produzem mais do que um tipo destes materiais. Anusavice (2013) e Powers e Wataha (2013) forneceram várias especificações para materiais de moldagem aceitáveis:

1- odor, teste e cor agradáveis

2- sem substâncias irritantes ou tóxicas

3- prazo de validade adequado

4- economicamente coerente com os resultados obtidos

5- fácil de utilizar com um mínimo de equipamento

6- caraterísticas do ambiente que satisfazem os requisitos clínicos

7- consistência e textura satisfatórias

8- propriedades elásticas sem provocar deformações permanentes após o esforço

9- resistência adequada para evitar que se partam ou rasguem aquando da remoção

10- dimensionalmente estável em termos de temperatura e humidade

11- precisão na utilização clínica

12- compatível com materiais fundidos e moldados, e

13- nenhuma degradação significativa das propriedades em resultado da desinfeção

A dureza também é muito importante para os materiais de impressão. Barrett et al. (1993) investigaram a utilização de material de moldagem de alta consistência utilizando uma lavagem de baixa consistência. Neste estudo, foram comparados os seguintes materiais de impressão: hidrocolóide irreversível, gesso de impressão, PE e PVS (corpo pesado/leve). Os resultados não revelaram diferenças significativas entre os materiais.

Walker et al. (2008) investigaram a exatidão da moldagem do implante em função da técnica de moldagem e da combinação da viscosidade do material. Foi utilizada uma técnica de moldeira fechada indireta em comparação com a técnica de moldeira fechada direta, e foi utilizado um corpo pesado ou médio à volta das coifas de impressão em conjunto com um material de corpo médio na moldeira de impressão. Verificou-se que a exatidão não foi afetada pela viscosidade do material de impressão e que um material mais rígido não contribuiu para a exatidão dos resultados.

2.4 Materiais de impressão PVS

Os materiais de impressão de silicone de adição [também conhecidos como PVS ou vinil polissiloxano (VPS)] foram desenvolvidos como alternativa aos polissulfuretos e aos silicones de condensação (Powers e Wataha., 2013). Em comparação com os silicones de condensação, os silicones de adição baseiam-se na reação de polimerização de adição entre o divinilpolissiloxano e o polimetil-hidrossilixano com um sal de platina como catalisador (Anusavice, 2013). Os materiais de impressão PVS sofrem a reação de polimerização de alongamento da cadeia (denominada reação de adição) e reticulação com grupos vinílicos reactivos para produzir uma borracha de silicone estável. A reação de adição não produz um subproduto de baixo peso molecular que pode evaporar e causar encolhimento semelhante ao dos silicones de condensação. O PVS apresenta a menor alteração dimensional (0,05%) na presa entre os materiais de impressão elastoméricos e hidrocolóides. O PVS tem uma elevada recuperação elástica após a remoção dos cortes inferiores, bem como uma elevada resistência ao rasgamento (Hatrick et al., 2011). Os materiais de PVS têm uma elevada precisão, não encolhem, são dimensionalmente estáveis e não têm odor ou sabor desagradáveis. Estes materiais são mais fáceis de manipular do que outros materiais (Dietz-Bourguignon, 2006).

Os materiais de impressão PVS têm sido amplamente aceites desde a sua introdução na década de 1970. Os materiais PVS têm muitas aplicações em implantologia, prótese fixa, prótese removível e dentisteria operatória. Estes materiais são produzidos em duas formas de pasta, como uma base e um acelerador, que facilitam a espatulação conveniente ou a distribuição automática de PVS a partir de um cartucho duplo ou a mistura de PVS em quantidades equivalentes. Os materiais PVS são altamente aceites pelos dentistas e pacientes porque são inodoros, limpos e insípidos (Chee et al., 1992).

2.4.1 Química

Os materiais PVS sofrem reacções de adição, em que ocorre a terminação do polímero de base com os grupos de vinilo e reticulados com silano (grupos hidreto). Esta reação é activada por um sal de platina.

Um material PVS é um silicone de condensação original modificado. Ambos os materiais são baseados no polímero polidimetilsiloxano, mas com grupos terminais existentes distintos, com base nas diferenças das suas reacções de cura (van Noort, 1994). Os polivinílicos têm uma estabilidade dimensional significativamente melhorada e diferem nas reacções de endurecimento das siliconas de cura por condensação, pelo que o PVS deve ser classificado como outra categoria de materiais (Shillingburg et al., 1981).

Um material de base contém copolímero de polimetil-hidrogénio-siloxano, um polímero com baixa massa molecular e grupos terminais de silano. Um material acelerador, como o polidimetilsiloxano terminado em vinil, é um polímero com massa molecular baixa a moderada e contém grupos terminais de vinil (van Noort, 1994; Craig, 1993). Além disso, o material acelerador contém ácido cloroplatínico como catalisador de complexo metálico homogéneo (Williams e Craig, 1988; O'Brien et al., 1989). Após a mistura, ocorre uma reação de adição entre os grupos vinílicos e o silano (Figura 1). Ocorrem alterações dimensionais mínimas e não é produzido qualquer subproduto durante a polimerização. Formam-se bolhas de gás hidrogénio na superfície dos dados de gesso vertidos diretamente da impressão de PVS (Chee et al., 1992; Williams e Craig, 1988). Uma reação lateral de hidretos no polímero de base pode produzir gás hidrogénio se existirem grupos silanol residuais ou humidade. Os fabricantes eliminaram a possibilidade desta reação lateral através de uma purificação adequada e de uma proporção exacta dos materiais e adicionando paládio à pasta como absorvente de hidrogénio (Craig et al., 1996; O'Brien et al., 1989) (Figura 2.2).

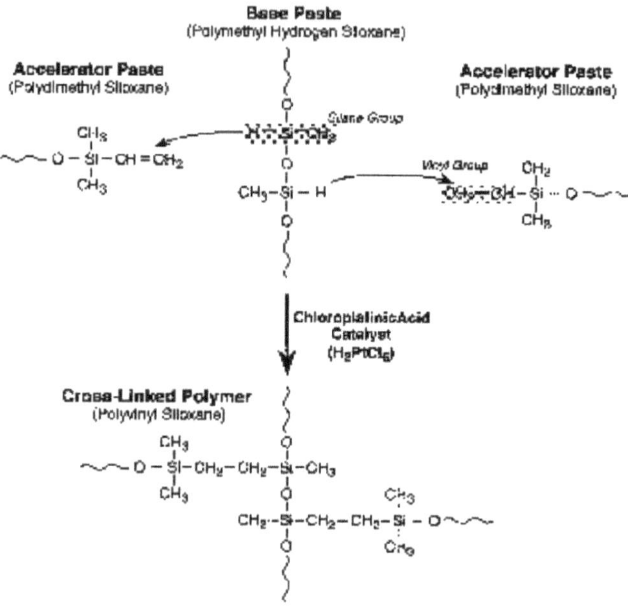

Figura 2.2 Reacções químicas para produzir PVS (Mandikos, 1998)

2.4.2 Propriedades dos materiais de moldagem PVS

2.4.2. 1 Viscosidade

O material fabricado inclui moléculas curtas de borracha de silicone com vários grupos reactivos em cada molécula. São adicionados enchimentos para obter uma viscosidade adequada, e é também adicionado um catalisador como ativador. Os silicones de adição são fabricados com cinco viscosidades: corpo leve, corpo médio, corpo pesado, monofásico e massa de vidraceiro. Cada tipo de silicone viscoso apresenta-se sob a forma de duas pastas de cores diferentes. As pastas (exceto a massa) são misturadas de forma semelhante aos materiais de polissulfureto. Os silicones de adição também são fornecidos em cartuchos de cano duplo para utilização numa "pistola de mistura automática". Um sistema de mistura automática força duas pastas através de uma ponta, que contém um "deflector" em forma de espiral. Na ponta, o deflector faz com que o material gire e flua de forma turbulenta para misturar as duas pastas. Uma segunda ponta mais pequena, que pode ser adicionada à ponta principal, foi concebida para dispensar intra-oralmente o material de impressão.

Um sistema de mistura automática é muito popular e foi adaptado a outros tipos de materiais dentários, tais como resinas acrílicas para coroas e pontes temporárias (Gladwin e Bagby, 2009).

Os materiais PVS estão disponíveis com viscosidades muito baixas (para verter, utilizar em seringas ou para lavar), médias, altas e muito altas. A viscosidade do PVS aumenta com o teor de carga.

A viscosidade é também afetada pela força de cisalhamento aplicada no material. As viscosidades relativas das pastas de base mista e catalisador diminuem em resposta a elevadas tensões de cisalhamento. Este efeito é designado por diluição por cisalhamento. Assim, um material de moldagem de corpo médio pode possuir uma viscosidade suficiente para evitar um fluxo excessivo quando colocado numa moldeira. No entanto, o material também pode apresentar uma viscosidade aparentemente reduzida, que é adequada para impressões intra-sulculares, quando expresso na ponta da seringa de impressão (Chai et al., 1994; Craig, 1993). O efeito do afinamento por cisalhamento é mais pronunciado em materiais com maior viscosidade. Este fenómeno deve-se possivelmente ao facto de as partículas de carga serem extremamente pequenas. A tixotropia é a propriedade de alguns géis de se liquefazerem quando sujeitos a forças vibratórias (por exemplo, ondas ultra-sónicas) e solidificarem quando deixados em repouso (Barnes, 1997). Os materiais PVS comportam-se de forma semelhante, mas a sua classificação como materiais tixotrópicos não foi suficientemente investigada.

2.4.2.2 Tempos de trabalho e de fixação

É frequentemente fornecido um retardador para prolongar os tempos de trabalho e de presa. Os silicones de adição têm tempos de trabalho e de presa mais rápidos do que os materiais de polissulfureto. Os materiais têm uma excelente elasticidade e apresentam uma contração dimensional muito baixa durante o armazenamento. Por conseguinte, os silicones de adição podem ser vertidos com segurança ou enviados posteriormente para um laboratório dentário.

No entanto, os silicones de adição são altamente rígidos. Assim, a remoção da impressão à volta dos cortes inferiores é difícil, como indicado pelo seu baixo valor de elasticidade. Os silicones de adição têm uma resistência ao rasgamento semelhante à dos silicones de condensação, mas inferior à dos polissulfuretos (Powers e Wataha, 2013; O'Brien, 2008).

O tempo de trabalho começa no início da mistura e termina antes do desenvolvimento das propriedades elásticas. O tempo de trabalho deve ser superior ao tempo necessário para misturar, encher a seringa e/ou a moldeira, injetar o material nas preparações dentárias e fixar a moldeira.

O tempo de presa é o tempo decorrido desde o início da mistura até que o processo de cura avance o suficiente para permitir a remoção da impressão da boca sem distorção. No entanto, a polimerização pode continuar durante um período de tempo considerável após o endurecimento. Um aumento da temperatura acelera a polimerização de todos os materiais de impressão elastoméricos. Por conseguinte, deve ser considerado o efeito da temperatura nos tempos de trabalho e de presa.

Os tempos de trabalho e de presa diminuem à medida que o teor de carga dos materiais aumenta. A alteração do rácio base/catalisador irá alterar a taxa de cura destes materiais de impressão. A presença de uma quantidade elevada de materiais de base na mistura prolonga geralmente os tempos de trabalho e de presa (Anusavice et al., 2013).

Os materiais PVS modernos têm tempos de trabalho e de presa de 2 e 6 minutos (com ligeiras variações), respetivamente (Hatrick et al., 2011, Chee et al., 1992). Estes tempos podem ser adequados ou óptimos. Algumas condições requerem ocasionalmente tempos de trabalho mais alargados, tendo sido comunicadas técnicas que alteram os tempos de trabalho e de presa. A proporção de catalisador não deve ser alterada porque pode levar a resultados variáveis e facilitar a reação secundária que produz gás hidrogénio.

Vários fabricantes fornecem um retardador que pode ser incorporado na mistura para prolongar o tempo de trabalho sem comprometer outras propriedades (Chee et al., 1992).

2.4.2.3 Reprodução de pormenores

Os materiais PVS são atualmente utilizados para produzir os materiais de moldagem mais detalhados. A norma internacional para materiais de moldagem elastoméricos dentários estabelece que um material de moldagem de Tipo 3 (corpo leve) deve produzir uma linha com 0,020 mm de largura. Os materiais PVS de corpo leve, médio e pesado atingem este padrão. Os materiais de muito baixa viscosidade podem reproduzir linhas com 1 pm -2 pm de largura (Manappallil, 2010; Derrien e Le Menn, 1995).

2.4.2.4 Estabilidade dimensional

A exatidão de um material de moldagem depende da sua estabilidade dimensional. Os silicones de adição, também conhecidos como materiais PVS, são os materiais de moldagem mais exactos e estáveis (Gladwin e Bagby, 2009). Os materiais dimensionalmente estáveis são materiais que resistem ao encolhimento durante o armazenamento (Cartmen, 2010).

Em comparação com outros materiais de impressão, os silicones de adição demonstram as menores alterações dimensionais após a presa, devido à sua baixa variação dimensional e à sua elevada recuperação elástica. A alteração dimensional de aproximadamente - 0,1% em 24 horas é baixa. A recuperação elástica deste material no momento da remoção da boca de aproximadamente 99,8% (deformação permanente de 0,2%) é a mais elevada de todos os materiais de moldagem (Powers e Wataha 2008; Chee et al., 1992).

A estabilidade apresentada pelos silicones de adição e pelos materiais PE sugere que estas impressões não têm de ser imediatamente vazadas com um produto de gesso. Estas impressões são frequentemente enviadas para o laboratório para serem vazadas. Um estudo anterior demonstrou que um molde produzido entre 24 h e 1 semana pode ser tão preciso como um molde feito no espaço de 1 h, assumindo que não se formam bolhas de hidrogénio. Estes materiais apresentam a menor distorção devido às cargas impostas ao material de presa. Assim, o vazamento da impressão e a remoção do molde várias vezes não alteram a estabilidade dimensional da impressão, embora seja necessária uma força bastante substancial de cada vez que o molde é removido da impressão.

As impressões em PE são afectadas negativamente pela absorção de água ou fluido e pela lixiviação simultânea do plastificante solúvel em água. Assim, a impressão armazenada deve ser guardada num ambiente seco e fresco para manter a sua precisão (Anusavice et al., 2013).

2.4.2.5 Energia de rutura, recuperação elástica e deformação

Os materiais de impressão devem ter resistência suficiente para permitir a sua remoção do sulco gengival sem rasgar. A energia de rasgamento é a energia necessária para sustentar um rasgão através de um material e é importante em áreas intra-sulculares ou inter-proximais finas. A elasticidade é inerente a todos os materiais de moldagem elastoméricos, porque estes polímeros têm segmentos dobrados altamente flexíveis, resultando no seu movimento livre. Sob uma carga, os segmentos flexíveis dobrados destes polímeros desenrolam-se para permitir o movimento. Após a remoção da carga, o elastómero ideal apresenta uma recuperação elástica completa e regressa à sua configuração anterior à carga. O grau em que esta recuperação ocorre é uma medida da recuperação elástica do material. Um polímero torna-se permanentemente deformado quando é alongado para além do limite de recuperação elástica. A deformação permanente está relacionada com o grau de reticulação dos fios do polímero, a temperatura e a taxa de tensão aplicada (Hondrum, 1994).

O material de moldagem ideal deve apresentar uma absorção máxima de energia com uma distorção mínima. No entanto, este material deve também rasgar-se em vez de se deformar para além de um ponto crítico ou marginal. Os materiais PVS deformam-se a taxas mais lentas e rasgam-se em pontos de deformação menos permanente, em comparação com outros materiais elastoméricos. Os materiais PVS são frequentemente referidos como sendo os materiais de moldagem elásticos ideais, porque apresentam uma recuperação elástica mais elevada e uma menor deformação permanente do que outros elastómeros. Estes materiais podem também absorver mais do triplo da energia até ao ponto de deformação permanente do que outros elastómeros, bem como recuperar apenas 0,6% de deformação permanente se forem alongados a mais de 100% (tensão de rutura) (Anusavice et al., 2013; Hondrum, 1994). Os materiais PVS rasgam antes do limite de deformação permanente e têm as resistências ao rasgamento mais elevadas. Por conseguinte, estes materiais são mais adequados para aplicações clínicas porque se deformam dentro do intervalo da sua tensão de cedência (Hondrum, 1994; Craig, 2001).

Os materiais de moldagem de baixa viscosidade são utilizados nas áreas interproximais e subgengivais durante a produção da moldagem. As regiões sub-gengivais da impressão são frequentemente muito finas e podem rasgar-se durante a remoção da impressão, deixando assim uma parte incorporada no sulco gengival.

A resistência ao rasgamento é a força necessária para rasgar um determinado provete de ensaio dividida pela espessura do provete. Não foi estabelecido um método normalizado para a avaliação da resistência ao rasgamento dos materiais de impressão. A norma ISO 4823 (Dentistry-Elastomeric impression materials) não é utilizada para este fim.

Um teste de resistência ao rasgamento determina a resistência de um material elastomérico contra a fratura quando sujeito a uma força de tração perpendicular ao defeito da superfície. Os materiais de impressão, de acordo com o aumento das tensões de rutura, são os seguintes: silicones (adição e condensação), PEs e polissulfuretos.

A resistência ao rasgamento é afetada pela consistência e pelo método de remoção do material. A resistência ao rasgamento do material é normalmente melhorada através do aumento da consistência do material. A elasticidade de um material é substancialmente melhorada pela adição de um agente diluente à mistura, mas este processo reduz ligeiramente a resistência ao rasgamento. Uma remoção rápida da impressão aumenta normalmente a resistência ao rasgamento porque a resistência do material à deformação (tensão) aumenta.

Não se deduz qualquer alteração dimensional do espécime de teste na resistência ao rasgamento. Independentemente da magnitude da sua resistência ao rasgamento, um material de impressão é submetido a uma quantidade específica de tensão durante a remoção. Para a mesma preparação do dente, um material que pode ser consideravelmente esticado elasticamente antes da fratura, provavelmente permanecerá mais intacto do que um material que fratura com uma tensão de tração mais baixa. Assim, utilizar a resistência ao rasgamento para distinguir a resistência de um material de impressão contra o rasgamento não é muito significativo (Anusavice et al., 2013).

2.4.2.6 Elasticidade

A elasticidade é a capacidade de um material regressar à sua forma original após uma deformação. O módulo de elasticidade (módulo de Young, *E)* é uma das propriedades mais importantes dos materiais sólidos porque descreve a rigidez de um material. A deformação mecânica fornece energia a um material. A energia é armazenada elasticamente ou dissipada plasticamente. O método pelo qual um material armazena esta energia é resumido nas curvas tensão-deformação. A tensão é definida como a força por unidade de área, enquanto a deformação é descrita como o alongamento ou contração por unidade de comprimento.

Quando um material se deforma elasticamente, o grau de deformação depende do tamanho do material, mas a deformação para uma determinada tensão é inalterada. A tensão e a deformação estão relacionadas através da Lei de Hooke (Faridmehr et al., 2014) (a tensão é diretamente proporcional à deformação):

$$\sigma = E \times \varepsilon$$

Onde σ é a tensão (Mpa), E é o módulo de elasticidade (Mpa), e ε é a deformação (sem unidade ou %).

As propriedades elásticas destes materiais de moldagem elastoméricos são melhoradas com o aumento do tempo de polimerização oral. Assim, quanto mais tempo a impressão puder permanecer na boca, menor será a distorção durante a remoção da impressão. O material de moldagem deve sofrer uma distorção elástica durante a sua remoção da boca. Um limite elástico suficientemente elevado para o material de impressão minimiza a deformação permanente.

O grau relativo de deformação permanente após tensão em compressão aumenta pela seguinte ordem: silicones de adição, silicones de condensação, PEs e polissulfuretos. A recuperação da deformação elástica após a tensão é mais lenta para os polissulfuretos do que para os outros três compostos. No entanto, mesmo quando a tensão é prolongada, como quando uma impressão é removida lentamente dos dentes preparados, a recuperação é suficientemente rápida, pelo que o vazamento da impressão não deve ser atrasado.

Apesar da possibilidade de uma grande alteração dimensional durante a remoção da impressão de polissulfureto da boca, a "polimerização em bancada" dos materiais não é vantajosa. Se as cadeias de polímero tiverem sido esticadas para além do seu limite elástico, nenhuma quantidade de espera facilitará a recuperação da forma original. Embora a distorção seja permanente, as cadeias podem relaxar, mas podem não ter "memória"; por conseguinte, o estado relaxado será provavelmente diferente da forma não distorcida, independentemente da duração da polimerização da impressão (Anusavice et al., 2013).

Os materiais de moldagem de PVS têm pouca elasticidade e são mais rígidos do que os de polissulfureto. Assim, deve ser previsto um espaçamento adicional de aproximadamente 3 mm na moldeira de impressão. O molde de gesso também deve ser cuidadosamente removido da impressão para evitar qualquer quebra (Powers e Wataha, 2008).

Excluindo a classe de elastómeros de viscosidade muito elevada, a rigidez dos materiais de moldagem aumenta pela seguinte ordem: polissulfureto, silicone de condensação, silicone de adição e PE. O material original de PE é extremamente difícil de remover das áreas de corte inferior devido ao módulo de elasticidade muito elevado, que é aproximadamente 27 vezes superior ao dos materiais de moldagem de polissulfureto de corpo ligeiro. Algumas formulações de materiais de corpo regular ou médio são menos rígidas do que os materiais de moldagem VPS hidrofílicos de um passo (Anusavice et al., 2003). .

2.5 Angulação de implantes dentários

Ehsani et al. (2014) compararam a exatidão das impressões de implantes nos implantes paralelos e não paralelos do plano de tratamento "all-on-four". Foi fabricado um modelo de referência que contém quatro análogos de implantes ligados internamente de acordo com o plano de tratamento "all-on-four" (dois implantes anteriores a 0° e dois implantes posteriores a 30° em relação à linha perpendicular). Foram construídas vinte impressões deste modelo utilizando a técnica de impressão de moldeira aberta. As impressões foram vazadas utilizando o gesso tipo 4 da American Dental

Association. A exatidão posicional da réplica do implante com cabeça nos eixos *x, y* e *z* foi avaliada utilizando uma máquina de medição por coordenadas. Os resultados mostraram que a precisão das impressões dos implantes não é significativamente diferente entre os implantes inclinados e os implantes rectos.

Geramipanah (2014) fabricou um modelo trapezoidal com quatro implantes angulados instalados com inclinações vestibulares de 20° e 30°. Foram obtidas quarenta impressões a partir deste modelo. Aumentar o ângulo de divergência do implante de 40° para 60° pode não levar a um aumento significativo dos erros, particularmente quando se utilizam as impressões ao nível do pilar.

Alexander (2013) estudou o efeito da angulação do implante e da técnica de moldagem na exatidão da moldagem de implantes NobelActive. O estudo teve como objetivo determinar a precisão das técnicas de moldagem de implantes in vitro utilizando técnicas de moldagem de moldeira fechada e aberta. Os seis implantes NobelActive colocados em várias angulações no molde mestre são os seguintes: 0° de angulação em relação a uma linha traçada perpendicularmente ao plano oclusal na área molar, 15° de angulação em relação a uma linha traçada perpendicularmente ao plano oclusal na área pré-molar e 30° de angulação em relação a uma linha traçada perpendicularmente ao plano oclusal na área incisiva. Foram obtidas doze moldagens com moldeiras abertas e doze moldagens com moldeiras fechadas. Os resultados do estudo demonstraram que a técnica de moldagem do implante NobelActive (moldeira aberta vs. moldeira fechada) não apresenta uma interação significativa com a angulação do implante. Além disso, a angulação do implante (0°, 15° e 30° em relação a uma linha traçada perpendicularmente ao molde) não afecta significativamente a precisão das impressões in vitro construídas com os implantes NobelActive.

Purohit (2012) comparou a exatidão das impressões de implantes utilizando diferentes técnicas de impressão em implantes paralelos e angulados com PVS como material de impressão. Todas as técnicas de moldagem são mais exactas nos implantes paralelos do que nos implantes angulados. Além disso, a técnica de moldagem de moldeira aberta é mais exacta do que a técnica de moldeira fechada nos análogos paralelos e angulados.

Kempler (2011) determinou a exatidão das técnicas de moldagem de implantes in vitro utilizando técnicas de moldeira aberta e fechada com implantes de conexão interna e externa em várias angulações. Os implantes devem estar tão paralelos entre si quanto possível, e a moldeira personalizada deve ser removida pelo mesmo caminho que a angulação do implante durante as restaurações de implantes de arcada completa. Os resultados não seguem um padrão específico para o efeito da angulação do implante na exatidão da impressão.

Os comprimentos das conexões de coifa de impressão e a posição incomparável dos implantes devem ser considerados para comparar a precisão das impressões de implantes obtidas com diferentes materiais. Sorrentino et al. (2010) utilizaram um dispositivo de teste calibrado para permitir posições padronizadas reprodutíveis. Foram utilizados dois grupos de controlo dos modelos principais e oito grupos experimentais com cortes inferiores pré-determinados para criar impressões adicionais de implantes de silicone e PE utilizando a técnica de moldeira aberta (pick-up). Foram avaliadas quatro distâncias de referência em cada molde de estudo utilizando um projetor de perfil e um protocolo de medição padronizado. Os resultados mostraram que as impressões construídas na presença dos implantes angulados eram significativamente menos exactas do que as dos implantes paralelos. O silicone de adição testado é vantajoso na presença de implantes não paralelos, enquanto o PE alcança os melhores resultados com implantes paralelos e coifas de impressão padrão. Assim, a angulação dos implantes pode causar tensões nas impressões, que são provavelmente causadas pelas elevadas forças necessárias para a remoção da impressão. Além disso, os cortes inferiores afectam negativamente a precisão da impressão. Foram obtidos moldes exactos utilizando o silicone de adição testado na presença de implantes não paralelos e utilizando uma ligação de comprimento padrão das coifas na presença de implantes paralelos.

Conrad et al. (2007) referiram que é necessário um registo exato das localizações dos implantes para suportar adequadamente as restaurações definitivas e evitar stress adicional sobre os implantes. Foram avaliados os efeitos da interação combinada da angulação do implante, da técnica de moldagem e do número de implantes na precisão dos moldes dos implantes. Os implantes angulados podem resultar em impressões imprecisas. Foi fabricado um molde de gesso para cada um dos seis grupos experimentais e um grupo de controlo. Os moldes continham três implantes dispostos num padrão triangular para criar um plano. Nos grupos experimentais, o implante central era perpendicular ao plano do molde, enquanto os implantes exteriores tinham 5°, 10° ou 15° de convergência ou divergência em relação ao implante central. O molde definitivo de controlo era composto por três implantes paralelos entre si e perpendiculares ao plano do molde.

Foram obtidas cinco moldes de silicone adicionais de moldeira aberta e cinco de moldeira fechada para cada molde definitivo. Foi utilizado um estilete de medição de ponta fina para registar as coordenadas de múltiplos eixos certos na superfície superior do hexágono do implante e na base do molde. Não foi encontrada qualquer diferença significativa nos erros angulares médios para as técnicas de moldagem com moldeira fechada e aberta, e não foi observado qualquer padrão interpretável nos erros angulares médios em termos de angulação do implante e número de implantes. A magnitude da distorção é semelhante a todas as combinações das técnicas de moldagem, angulações dos implantes e número de implantes.

2.6 Precisão do material de moldagem PVS

O PE e o PVS podem ser utilizados com segurança para as impressões de arcadas edêntulas com implantes múltiplos. Os diferentes tipos de moldeiras têm precisões semelhantes. Rohlig et al. (2014) testaram quatro grupos experimentais, nos quais foi utilizado um PVS de média viscosidade em três grupos e PE num grupo. Foram utilizados diferentes tipos de tabuleiros, incluindo tabuleiros metálicos, tabuleiros acrílicos personalizados e tabuleiros de plástico perfurado de arco completo, nos grupos de

PVS, e tabuleiros acrílicos personalizados no grupo de PE. Foram medidas as discrepâncias nas três dimensões. Os resultados mostraram que os moldes obtidos apresentavam pequenos desvios (7,50 pm a 9,71 pm) em relação ao molde mestre. Não foram encontradas diferenças estatisticamente significativas entre os grupos PE e PVS. Do mesmo modo, os diferentes materiais de moldeira não apresentam discrepâncias estatisticamente significativas nos grupos PVS. As suas conclusões indicaram que as precisões dos implantes anteriores entre os grupos não são significativamente diferentes. No entanto, as comparações dentro do grupo mostram que os implantes posteriores apresentam uma precisão superior à dos implantes anteriores, exceto no Grupo 1.

Para determinar a técnica de moldagem que proporciona a máxima precisão dimensional linear, Dugal et al. (2013) compararam as precisões dimensionais dos moldes obtidos a partir das técnicas de moldagem de mistura dupla numa etapa e de mistura dupla em duas etapas de PVS putty-wash. Foram utilizadas três espessuras de espaçador diferentes (0,5, 1 e 1,5 mm) num estudo in vitro. A técnica de moldagem de duas fases com massa de vidraceiro/corpo claro com 1 mm de espessura de espaço é o método de moldagem mais exato em termos dimensionais em termos dos moldes resultantes.

Pande e Parkhedkar (2012) avaliaram a exatidão dimensional, o efeito do rebaixo das duas configurações diferentes e a recuperação elástica do material de moldagem de silicone de adição. Estes parâmetros foram avaliados indiretamente através da medição das dimensões nos modelos de gesso, que foram registados a partir da impressão do modelo mestre utilizando técnicas de impressão de uma e duas etapas.

As alterações dimensionais horizontais ou lineares e verticais dos pilares V e C foram avaliadas a partir do modelo em aço inoxidável.

O material Heavy body/light body foi utilizado para realizar uma técnica de moldagem numa só etapa numa moldeira personalizada. Utilizou-se massa de vidraceiro/corpo leve para realizar uma técnica de duas etapas numa moldeira metálica de stock. Foi utilizado um molde de gesso melhorado para efetuar a moldagem. As 11 localizações no molde produzidas pelas duas técnicas diferentes foram medidas microscopicamente usando um analisador de imagem e depois comparadas com o modelo de aço inoxidável. Os resultados mostram um desvio menor nos modelos de gesso produzidos através da técnica de um passo em relação ao modelo de aço inoxidável do que nos modelos de gesso produzidos pelo método de dois passos. Esta diferença de desvio é significativamente menor na técnica de uma etapa do que na técnica de duas etapas. A técnica de uma etapa é suficientemente e dimensionalmente exacta do que a técnica de duas etapas em conjunto com a adição de material de impressão de silicone.

Estes materiais têm as recuperações elásticas óptimas das duas configurações de corte inferior (Pande e Parkhedkar, 2012).

Lawson et al. (2008) prepararam espécimes de resistência ao rasgamento de quatro materiais de silicone de adição para determinar a resistência ao rasgamento dos materiais de moldagem de presa rápida e regular após diferentes tempos de presa e taxas de rasgamento. Os espécimes utilizados incluem o Aquasil (Dentsply, Konstanz, Alemanha), o Imprint 3 (3M ESPE, Seefeld, Alemanha), o Stand Out (Kerr, Orange, CA, EUA) e o Virtual (Ivoclar Vivadent, Schaan, Liechtenstein). Impregum (3M ESPE), um material PE, e o novo material híbrido Senn (GC, Aichi, Japão) foram utilizados como moldes divididos. Os espécimes foram divididos em quatro grupos. Os grupos 1 e 2 foram imediatamente removidos do molde e carregados em tensão até à rotura, utilizando um dispositivo de teste Instron (Instron Corp, Canton, MA, EUA). Os grupos 3 e 4 foram testados 24 horas após o fabrico. Os grupos 1 e 3 foram testados a 1 mm/min, e os grupos 2 e 4 foram testados a 500 mm/min. Verificou-se que a maioria dos materiais de silicone de adição proporcionava uma maior resistência ao rasgamento do que o PE e os materiais híbridos. Os materiais demonstraram maiores resistências ao rasgamento após tempos de presa prolongados e taxas de rasgamento mais rápidas. Assim, as impressões devem ser removidas da boca o mais rapidamente possível.

Osio (2008) investigou indiretamente o efeito de moldes de gesso na precisão dimensional a longo prazo das impressões padronizadas de um molde mestre de aço inoxidável. Estes moldes foram obtidos com materiais de moldagem elastoméricos selecionados. As impressões foram armazenadas a uma humidade e temperatura ambiente semelhantes e vazadas em diferentes tempos de armazenamento de 0, 3, 5 e 7 d. As linhas de base foram medidas nos moldes vazados a partir das impressões do grupo experimental de armazenamento de 0 dias, utilizando um microscópio de viagem com uma precisão de 0,01 mm.

Foram obtidas leituras subsequentes dos modelos após 3, 5 e 7 dias de vazamento retardado. A Osio não encontrou qualquer diferença estatisticamente significativa na estabilidade dimensional dos PEs e dos silicones de cura por adição, mesmo que o vazamento fosse adiado por 7 dias.

No entanto, os resultados não suportam a hipótese nula que afirma a ausência de diferenças estatisticamente significativas entre silicones de cura por adição e PEs no que diz respeito à reprodução de detalhes da superfície.

Em vários casos clínicos, um implante deve ser posicionado subgengivalmente e profundamente. Esta localização pode resultar numa impressão menos exacta do implante. Os investigadores avaliaram o efeito da profundidade subgengival da colocação do implante na exatidão das impressões do implante. Foi utilizado um modelo mestre em pedra, que foi fabricado com cinco análogos de implantes (análogo RN synOcta) encaixados paralelamente uns aos outros. A profundidade do implante não afecta a precisão do grupo VPS. No entanto, a impressão de um implante colocado a 4 mm subgengivalmente para o grupo PE mostrou uma maior distorção horizontal do que a do implante colocado coronalmente.

O alargamento da parte retentiva da coifa de impressão em 4 mm poderia eliminar esta diferença (Lee et al. 2009).

Hoyos (2006) determinou o efeito da rigidez da moldeira e da técnica de moldagem na exatidão das impressões construídas com um silicone de polimerização de adição. Hoyos utilizou moldeiras metálicas rim-lock e plásticos descartáveis combinados com três técnicas de moldagem diferentes.

As moldeiras metálicas com fecho de aro e as moldeiras de plástico descartáveis foram utilizadas em combinação com três técnicas de moldagem diferentes. As três técnicas consistiram em 1) materiais pesados/leves numa moldagem de um passo (HL), 2) moldagem de massa sem espaçador e moldagem de corpo leve obtida utilizando dois passos (PL), e 3) moldagem de massa com espaço de 2 mm e moldagem de corpo leve obtida em dois passos (SP). Todas as técnicas (PL, SP e HL) utilizadas com as moldeiras de plástico apresentaram distâncias significativamente diferentes do modelo mestre. Para as moldeiras metálicas, apenas a técnica HL resultou numa distância significativamente mais curta do que a distância correspondente no modelo mestre. Assim, as moldeiras de plástico produziram impressões menos exactas do que as moldeiras de metal. As impressões à base de massa de vidraceiro foram dimensionalmente mais exactas do que as impressões de corpo pesado/leve com moldeiras metálicas. Consequentemente, a rigidez da moldeira e o controlo do volume dos materiais de impressão melhoraram a fiabilidade da impressão (Hoyos, 2006).

Mazzanti et al. (2005) determinaram as propriedades irritantes do material de impressão PVS após uma única aplicação na pele intacta de um coelho. O material foi avaliado quanto à irritação cutânea primária de acordo com a norma UNI EN ISO 1099310:1996, utilizando três coelhos brancos saudáveis da Nova Zelândia.

O dorso dos animais foi cortado sem pelo e dividido em quatro locais com áreas semelhantes 24 horas antes da aplicação da amostra. O material foi aplicado apenas em dois sítios. Os outros dois locais foram utilizados como controlos. Todos os locais foram cobertos com gaze. O dorso do coelho foi coberto com uma ligadura não oclusiva. Após 4 horas, a ligadura e o material de ensaio foram retirados. Os locais foram examinados quanto à irritação cutânea às 1, 24, 48 e 72 horas.

A pontuação da irritação primária (SPI) foi calculada para cada animal. O índice de irritação primária foi calculado como a média aritmética dos valores SPI. A irritação cutânea primária do material de impressão PVS testado pode ser considerada negligenciável.

Os materiais de impressão PVS produzem impressões altamente precisas, reproduzindo os pormenores finos da superfície. Além disso, estes materiais apresentam uma excelente recuperação elástica, resistências ao rasgamento adequadas e uma estabilidade dimensional excecional. Os materiais de impressão PVS são compatíveis com todos os materiais de matriz comuns.

Além disso, estes materiais podem ser desinfectados ou esterilizados e podem ser repostos após períodos de tempo prolongados.

Estes materiais são dispensados em convenientes cartuchos duplos de mistura automática ou tubos simples e estão disponíveis em várias viscosidades. Se manuseado adequadamente, o PVS pode ser aplicado em qualquer procedimento indireto em prótese dentária e dentisteria de restauração (Mandikos, 1998).

Os silicones de cura por adição apresentam a menor contração na presa, pelo que estes materiais são a classe mais precisa de materiais de impressão de borracha. O PVS caracteriza-se por uma excelente precisão dimensional e estabilidade dimensional a longo prazo. A estabilidade óptima do PVS indica que a moldagem precisa pode ser vertida durante um máximo de 1 dia após ser removida da boca. No entanto, os silicones de adição são o material de moldagem de borracha ideal se o vazamento da moldagem for atrasado.

Os materiais de impressão de silicone de adição apresentam uma contração de polimerização inferior à dos materiais de impressão de silicone de condensação. Este encolhimento é significativamente semelhante ao do silicone de condensação, exceto pela sua estabilidade dimensional muito elevada. Os tempos de presa dos materiais de silicone são geralmente mais curtos do que os do Polissulfureto. O endurecimento permanente ocorre no intervalo de 1% a 2% e os valores de deformação situam-se entre 2% e 3%. A dimensão após 24 horas pode ser tão baixa quanto -0,1% ou tão alta quanto -0,3%. Os materiais de impressão de silicone são menos sensíveis às alterações de temperatura e humidade do que os de polissulfureto (Keyf, 1994).

2.7 Técnicas de recolha de impressões

É fabricado um molde de laboratório de trabalho utilizando duas técnicas de moldagem, nomeadamente, coifas de moldagem do tipo pick-up de moldeira aberta e coifas de moldagem de transferência de moldeira fechada.

A primeira técnica foi concebida para incorporar ou "apanhar" a coifa de impressão no material de impressão. A segunda abordagem é inicialmente aparafusada ao implante e tem de ser "transferida" do implante para a impressão final após a presa. A moldeira aberta é também conhecida como coifa de impressão direta, ao contrário da moldeira fechada, que é uma coifa de compressão indireta. A impressão determina a posição do implante nas orientações oclusal-gengival, mesial-distal e facial-lingual, orientando assim a posição do implante em relação aos outros implantes, dentições e estruturas anatómicas (Yang, 2013).

Balouch et al. (2013) compararam os dois tipos de métodos de moldagem de implantes (moldeira aberta e moldeira fechada) em implantes angulados a 15°, utilizando um modelo de aço com três orifícios de 3 cm no interior. As moldeiras foram preenchidas com PE. As duas técnicas de moldagem (moldeiras abertas e fechadas) foram comparadas. Os resultados indicaram que a técnica de moldagem com moldeira fechada apresenta uma precisão dimensional significativamente diferente em comparação com o método de moldeira aberta. Por conseguinte, a técnica de moldagem com moldeira fechada provoca menos alterações dimensionais em comparação com o método de moldeira aberta. Por conseguinte, este estudo sugere que a técnica de moldagem com moldeira fechada é mais exacta do que o método de moldeira aberta.

Reddy et al. (2013) não encontraram diferenças significativas na exatidão dimensional dos moldes resultantes obtidos a partir de dois materiais de moldagem diferentes (PVS e PE) através da técnica de moldagem de moldeira fechada nos implantes paralelos e angulados. Foram fabricados três modelos definitivos (grupos de controlo) no gesso dentário com três implantes colocados a uma distância equivalente. No primeiro grupo (controlo), os três implantes foram colocados paralelamente uns aos outros e perpendicularmente ao plano do molde. No segundo e terceiro grupos (controlo), os três implantes foram colocados com angulações de 10° e 15° em relação ao eixo longo do molde, que foi inclinado para o centro. As impressões foram obtidas com materiais de impressão PVS e PE numa moldeira especial.

BalaMurugan et al. (2013) realizaram um estudo in vitro e concluíram que a técnica de moldagem com moldeira aberta para transferir as posições tridimensionais do implante do modelo mestre para os moldes de espécimes utilizando a coifa de moldagem direta para o hexágono interno da moldeira aberta do desenho da conexão do pilar do implante é mais precisa do que a técnica de moldagem com moldeira fechada. A técnica de moldagem com moldeira aberta apresenta uma maior precisão do que a técnica com moldeira fechada. Esta conclusão implica clinicamente que o maior número de componentes utilizados para o procedimento de moldagem pode resultar em maiores possibilidades de imprecisão (erro).

Por conseguinte, uma técnica de moldagem por transferência direta com um número reduzido de componentes pode assegurar a elevada precisão da transferência das posições dos implantes do molde principal para o molde de laboratório. A transferência da localização do implante do paciente para o molde de laboratório é exacta.

Lahori et al. (2013) compararam o nível de exatidão entre o modelo de resina, simulando a situação clínica de um implante maxilar posterior de um único dente, e quatro grupos de modelos de moldes fabricados utilizando quatro técnicas de moldagem de transferência diferentes com material de moldagem PVS. Os modelos de gesso obtidos com coifas de impressão rugosas e revestidas com adesivo mostraram um movimento de rotação menor do que os modelos de gesso obtidos com coifas de impressão não modificadas relativamente à posição da cabeça do hexágono do implante no modelo de resina de referência. Esta conclusão baseia-se na comparação da variabilidade, do desvio padrão e do coeficiente de variação. Além disso, os moldes principais obtidos com a técnica de coifa de impressão quadrada jateada e revestida com adesivo reproduzem com precisão a orientação espacial da cabeça do hexágono do implante, tal como apresentada no modelo principal de resina. Deste modo, as modificações e os ajustes na cadeira serão menos morosos.

Um estudo comparativo efectuado por Treml et al. (2013) avaliou a precisão das impressões de transferência dos implantes obtidas com moldeiras individuais de resina acrílica e moldeiras convencionais utilizando PVS.

Foi utilizado um molde mestre com quatro implantes de hexágono externo paralelos entre si para efetuar a transferência das impressões. Foram obtidas cinco impressões com moldeiras individuais de resina acrílica. Além disso, foram abertas outras cinco impressões com moldeiras convencionais modificadas nas regiões dos implantes.

Um estudo anterior concluiu que as impressões efectuadas com moldeiras individuais são mais precisas do que as obtidas com moldeiras convencionais. Assim, a técnica de moldagem pick-up para a transferência dos implantes com moldeiras personalizadas é mais exacta do que a executada com moldeiras convencionais em determinados pontos de medição.

Si-Hoon et al. (2010) compararam a exatidão do molde principal do implante de acordo com o tipo (pick-up ou transferência) e o comprimento (longo ou curto) das coifas de impressão. Os resultados analíticos indicaram que a coifa de impressão do tipo pick-up apresentou uma taxa de erro significativamente mais baixa do que o tipo de transferência. No entanto, o comprimento da coifa de impressão não foi significativamente diferente. Além disso, os grupos paralelos e angulados mesialmente não foram significativamente diferentes.

A exatidão do molde do implante mestre não difere com os diferentes comprimentos da coifa de impressão com um mínimo de 11 mm, enquanto a exatidão do molde do implante não é diferente nos grupos paralelos e com 10 angulações mesiais.

O efeito da rigidez da moldeira e da técnica de moldagem na exatidão das impressões em PVS também foi previamente examinado. Hoyos e Soderholm (2011) descobriram que as moldeiras de plástico produziam impressões menos exactas do que as moldeiras de metal. As moldagens à base de massa de vidraceiro foram mais precisas em termos dimensionais do que as moldagens de corpo pesado/leve com moldeiras metálicas.

A precisão de um molde definitivo pode ser afetada pela técnica de moldagem. Foi realizado um estudo para determinar o efeito da interação combinada da técnica de moldagem e do número de implantes na precisão dos moldes definitivos de implantes. Conrad et al. (2007) fabricaram um molde definitivo em pedra para cada um dos seis grupos experimentais e um grupo de controlo. Todos os sete moldes definitivos continham três implantes dispostos num padrão triangular, que criava um plano. As impressões foram efectuadas com gesso dentário Tipo IV nos seis grupos experimentais. O objetivo deste estudo foi medir a precisão das técnicas de moldagem com moldeira fechada e aberta in vitro, utilizando 7 moldes definitivos, cada um com 3 implantes em várias angulações.

Os resultados revelaram que a interação combinada da técnica de moldagem e do número de implantes não afecta a precisão dos moldes duplicados em comparação com os moldes definitivos.

Em 2007, foi efectuado um estudo por Hatim e Al-Mashaiky para detetar os materiais de moldagem e a técnica mais precisos para transferir uma posição de implante único ou múltiplo do modelo mestre para o molde de gesso utilizando dois métodos de medição. Foram construídos dois modelos principais, em que o primeiro modelo continha um implante único e o outro modelo com implantes duplos.

Foram utilizadas quatro técnicas de moldagem (i.e., direta, indireta, uma etapa e duas etapas) com materiais de moldagem de silicone de condensação e adição (consistências pesada, média e leve). Foram obtidas cinco impressões de cada técnica para produzir 100 moldes de gesso. Foi cuidadosamente concebido um aparelho mecânico para permitir uma posição constante e repetível da moldeira de stock em relação ao modelo mestre. Assim, a moldeira pode ser removida verticalmente para padronizar a trajetória de remoção. As medições foram efectuadas utilizando um calibre digital e um microscópio micrométrico ótico. A técnica de moldagem direta (moldeira aberta) é a mais precisa para transferir a posição do implante para o molde laboratorial. A técnica de moldagem em duas etapas oferece vantagens positivas para a exatidão do molde em comparação com a técnica de moldagem em uma etapa, especialmente quando foi utilizado material de moldagem de silicone de polimerização adicional. O número de implantes dentários não tem um efeito significativo na precisão do molde em gesso.

Cabral et. al. realizaram um estudo in vitro em 2007 para investigar quatro técnicas de moldagem e determinar a sua precisão dimensional em comparação com uma técnica padrão. Foi utilizada uma estrutura metálica principal com um desenho de implante hexagonal interno (SIN Sistema de Implante Nacional Ltd., São Paulo, Brasil) como padrão para as comparações. Um total de 60 modelos foram preparados para avaliar quatro técnicas de moldagem: (1) técnica de moldagem indireta com coifas de transferência cónicas, (2) técnica de moldagem direta com coifas de transferência quadradas não esplintadas, (3) técnica de moldagem direta com coifas de transferência quadradas esplintadas com resina acrílica e (4) técnica de moldagem direta com coifas de transferência quadradas. As talas de resina acrílica foram seccionadas após 17 minutos de pós-secagem e depois soldadas com resinas semelhantes. Foi utilizado um projetor de perfil para medir a distância entre as coifas fixadas aos análogos. As distâncias médias (em micrómetros) foram calculadas a partir de três medições para cada amostra nos moldes principais e na estrutura metálica principal. Os resultados para a técnica direta com coifas de transferência quadradas não foram significativamente diferentes dos resultados com a estrutura metálica principal. Assim, a técnica de moldagem direta com coifas de transferência quadradas e talas de resina acrílica seccionadas e depois o acrílico soldado após a presa apresentaram resultados mais precisos do que as outras técnicas.

Para avaliar a quantidade de possíveis deslocações dos componentes do implante causadas pelas impressões utilizadas para fabricar um molde definitivo, Kim et al. (2006) utilizaram um modelo mestre mandibular com cinco implantes paralelos. Foram efectuadas técnicas de moldagem de moldeira aberta com resina fotopolimerizável e sem resina, utilizando cinco moldes definitivos para cada técnica. Foi utilizada uma máquina de medição por coordenadas computorizada para estabelecer os sistemas de coordenadas de cinco partes. Foram obtidos sete conjuntos de dados para cada amostra.

A ligação de um componente produz uma deslocação semelhante a partir de uma impressão ou de um fabrico de molde. O grupo sem impressão apresenta maior precisão durante a formação de impressões, mas menos durante o fabrico de moldes.

Daoudi et al. (2001) investigaram a exatidão de quatro procedimentos de moldagem de implantes utilizando duas técnicas de moldagem e dois materiais diferentes. Foi utilizado um modelo mestre para produzir 40 moldes de gesso diferentes que incorporavam o implante de laboratório ou análogos de pilar a partir de diferentes combinações das duas técnicas e materiais de moldagem. As duas técnicas são a técnica de reposicionamento da coifa de impressão ao nível do implante e a impressão ao nível do pilar. Os materiais de reboque são materiais de moldagem PVS PE. Os resultados mostraram que a posição análoga varia significativamente com a técnica de moldagem de reposicionamento em comparação com a técnica de recolha. Os erros de rotação na técnica de reposicionamento são elevados e, por isso, considerados como uma preocupação clínica. No entanto, a precisão dos materiais de moldagem PVS e PE para os dois tipos de técnicas de moldagem testadas não é significativamente diferente.

O estudo concluiu que a técnica de moldagem de reposicionamento ao nível do implante produziu resultados menos previsíveis do que a técnica de recolha ao nível do pilar. Embora os materiais de impressão PVS e PE não apresentem diferenças significativas na precisão do implante.

Herbst et al. (2000) avaliaram e compararam quatro técnicas de moldagem em termos da sua precisão dimensional para reproduzir as posições dos implantes em moldes de trabalho. Foi concebido um modelo mestre para simular uma situação clínica. As quatro técnicas utilizadas para obter impressões são as seguintes (1) coifas de impressão cónicas não esplintadas, (2) coifas de impressão quadradas não esplintadas, (3) coifas de impressão quadradas esplintadas com resina acrílica autopolimerizável e (4) coifas de impressão quadradas com uma extensão lateral num dos lados, mas não esplintadas.

Os pontos de referência do modelo mestre e dos pilares de cicatrização especiais foram comparados após a transferência dos pilares para os moldes, utilizando as quatro técnicas. A precisão dimensional do implante para todas as técnicas foi significativa, sendo as diferenças observadas consideradas clinicamente insignificantes.

A precisão dos moldes de trabalho produzidos a partir de impressões utilizando duas coifas de transferência diferentes num modelo mandibular posterior de dois implantes com 15° de divergência também foi avaliada. O método indireto (moldeira fechada) é fácil de utilizar mas menos preciso do que o direto (moldeira aberta) no estudo anterior. Este estudo foi realizado para determinar se o método direto é mais preciso para compreender a exatidão e a precisão de todas as fases de fabrico e conexão. Uma transferência é eficaz na produção de moldes experimentais se as distâncias entre os pontos especificados no molde forem consistentes com as distâncias correspondentes no molde mestre.

O valor absoluto da diferença das distâncias entre o molde experimental e o molde mestre para as duas técnicas foi comparado (testes *t de* duas amostras). Os resultados não foram significativamente diferentes (p > 0,05) e o poder dos testes variou de 0,70 a 0,96 contra a hipótese unilateral. Este resultado indica que o método direto tem uma diferença média absoluta de distância menor do que o método indireto. Além disso, a utilização do método direto em condições clínicas semelhantes não apresenta vantagens evidentes. Estes resultados foram comparados com os de outros estudos de precisão de impressão (Carr, 1997).

Foi medida a exatidão dos moldes principais fabricados a partir das três técnicas de moldagem habitualmente utilizadas com o sistema Brânemark. Os pontos colocados num modelo substituto de metal e nos pilares principais foram comparados após a transferência dos pilares para o molde de gesso, utilizando técnicas de moldagem com e sem esplintagem. Os valores médios e os desvios padrão de cada um dos pontos de referência nos 12 moldes totais foram comparados com os valores de cada ponto do modelo de substituição.

Os valores das técnicas que utilizam coifas de polímero quadradas com e sem fendas e coifas de hidrocolóide cónicas sem fendas não são significativamente diferentes dos valores obtidos a partir do modelo substituto principal. As coifas de hidrocolóide cónicas produzem uma correlação mais elevada com os valores das coordenadas no modelo principal do que as coifas de polímero quadradas não cortadas ou as coifas quadradas cortadas. Assim, em comparação com um modelo de substituição original, os pontos de referência nos moldes principais do implante apresentam os valores sem diferenças estatisticamente significativas ou valores dentro dos valores comunicados da alteração dimensional para os materiais utilizados. As coifas de hidrocolóide não estriadas e cónicas demonstram valores de coordenadas de 92%, que não são significativamente diferentes dos do modelo de substituição (Humphries et al. 1990).

2.8 Resumo da revisão da literatura

Muitos estudos examinaram os efeitos de vários factores na precisão das impressões dos implantes. Entre todos os materiais de moldagem disponíveis, a rigidez do PVS proporciona a resistência ideal contra a deslocação da coifa na moldagem. Dadas as suas propriedades favoráveis, o PVS foi recomendado como material de moldagem para utilização clínica e, por conseguinte, selecionado como material para este estudo. Uma questão que ainda não foi discutida na literatura é a comparação de dois materiais de moldagem de PVS de corpo médio com diferentes elasticidades no que respeita à distorção dos moldes de implantes resultantes. A elasticidade do material de moldagem PVS proporciona uma elevada precisão de moldagem em diferentes angulações. No entanto, a comparação das diferentes elasticidades do PVS com diferentes angulações, utilizando a técnica de moldagem com moldeira fechada, ainda não foi registada.

3. MATERIAIS E MÉTODOS

Foram selecionadas duas marcas de materiais de impressão dentária PVS (Figura 3.1): Virtual medium body, (Fabricante: Ivoclar Vivadent, EUA), com composição química de silicones de adição contendo vinilpolissiloxano, matril-hidroginesiloxanos, complexo organoplatínico, sílica e corantes alimentares; e Aquasil medium body, (Fabricante: Dentsply, EUA), com a composição química de polímero de polidimetilsiloxano, polimetil-hidrogeno-siloxano, dióxido de silício, aluminossilicato de sódio, complexo orgânico de platina, serfacetant, dióxido de titânio, pigmentos de óxido metálico e óleo de hortelã-pimenta.

Foram efectuados testes de tração para comparar o módulo de elasticidade entre o material Aquasil PVS de corpo médio ('Aquasil') e o material Virtual PVS de corpo médio ('Virtual'). Cem ml de cada material foram colocados separadamente entre dois moldes, utilizando uma pistola de mistura automática (Figura 3.2). Em seguida, foi colocado dentro de uma máquina de pressão [Gotech Testing Machines Inc., Taiwan; Figura (3.3)] com uma pressão inicial de 1000 kg/cm2. O material foi comprimido durante 20 minutos para tomar a forma do molde (Figura 3.4). Foram preparados cinco espécimes com uma forma semelhante a um osso a partir de cada um dos materiais comprimidos para o ensaio de resistência à tração, conforme ilustrado nas figuras 3.5 (a) e 3.5 (b). As dimensões das tiras foram medidas em mm utilizando um medidor de espessura com mostrador (Mitutoyo 7301, Japão; Figura 3.6). O ensaio de tração foi realizado com uma máquina Instron 3366, EUA (Figura 3.7). As garras da máquina de teste agarram os provetes de ambos os lados com a força de tração recomendada até as tiras se deformarem.

O módulo de elasticidade foi determinado com base na seguinte fórmula $E = \sigma / x \, \varepsilon$

em que E é o módulo de elasticidade de Young (Mpa), o é a tensão (Mpa) e ε é a deformação (unidade menos ou %). A média e o desvio padrão foram calculados automaticamente pela máquina.

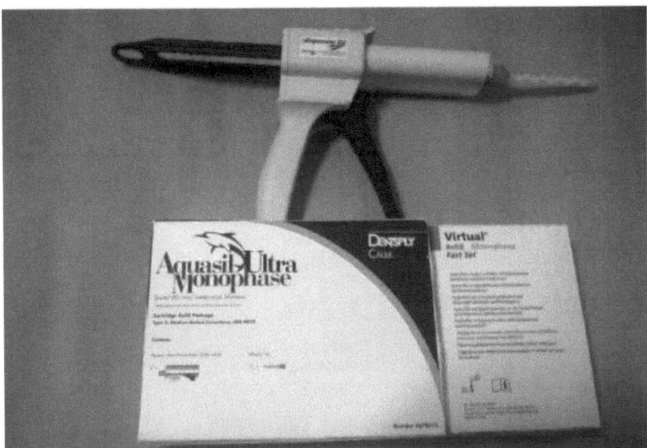

Figura 3.1 Materiais de moldagem Virtual medium body e Aquasil medium body.

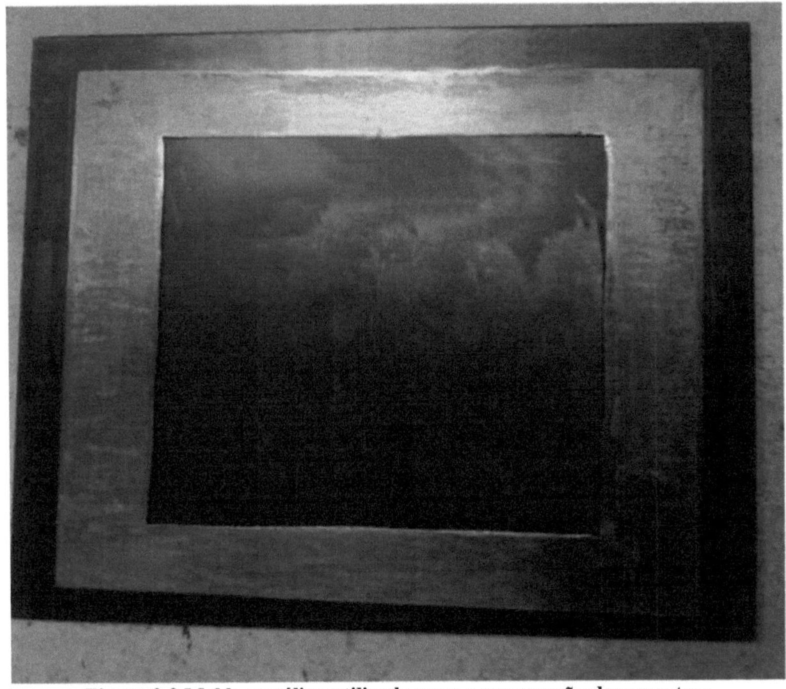

Figura 3.2 Molde metálico utilizado para a preparação das amostras

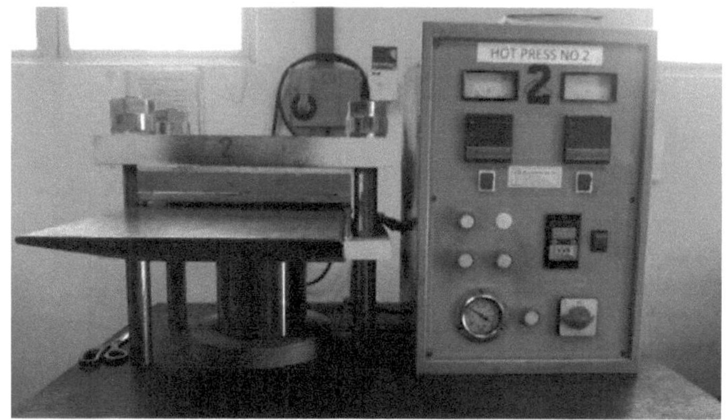

Figura 3.3 Máquina de pressão para compressão de materiais

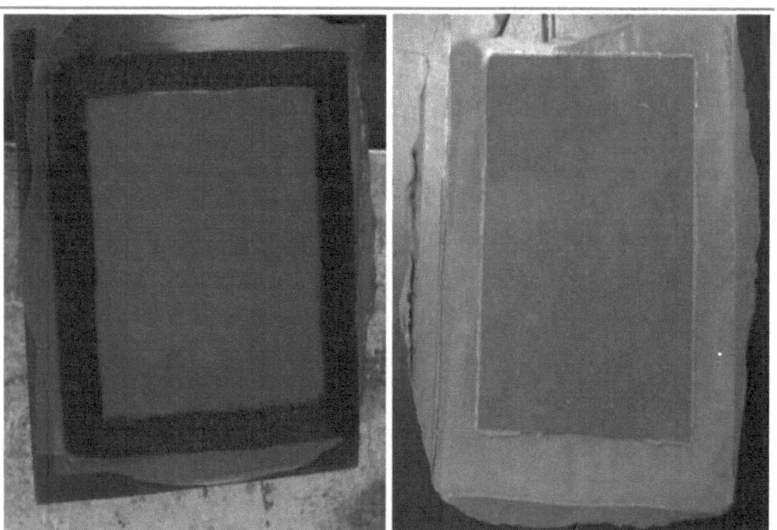

Figura 3.4 Materiais de impressão no molde após a remoção da máquina de pressão (Foto esquerda: Aquasil; Foto direita: Virtual)

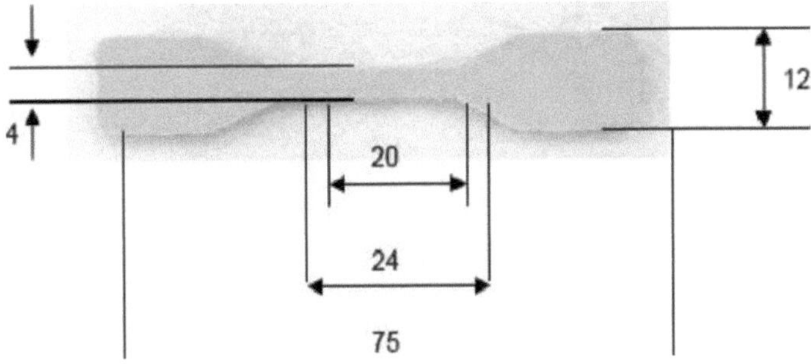

Figura 3.5 (a) Espécime para teste de resistência à tração com medidas em mm (adaptado de Virtual CADbite Registration, Scientific Documentation, Ivoclar Vivadent).

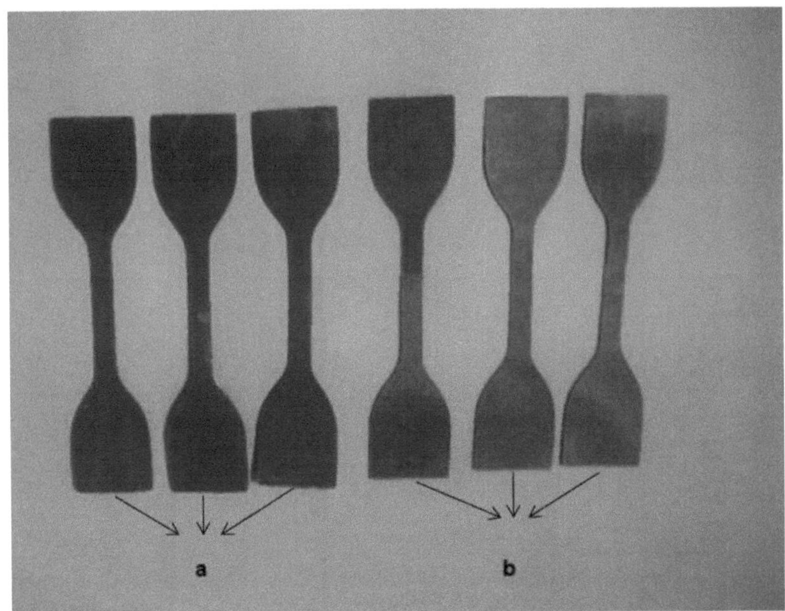

Figura 3.5 (b) Tiras em forma de osso a: Aquasil ; b: Virtual.

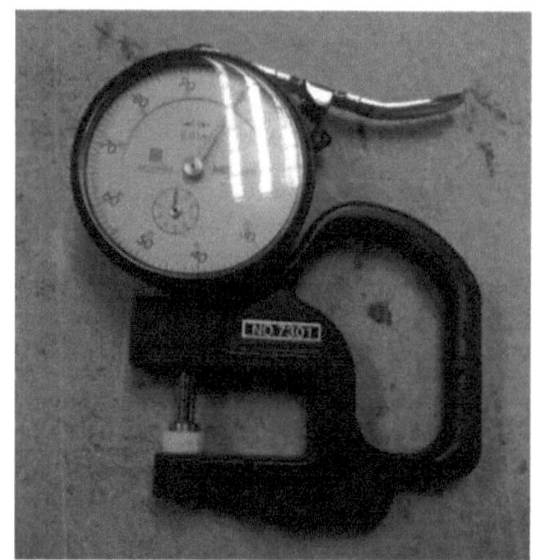

Figura 3.6 Medidor de espessura (Mitutoyo 7301)

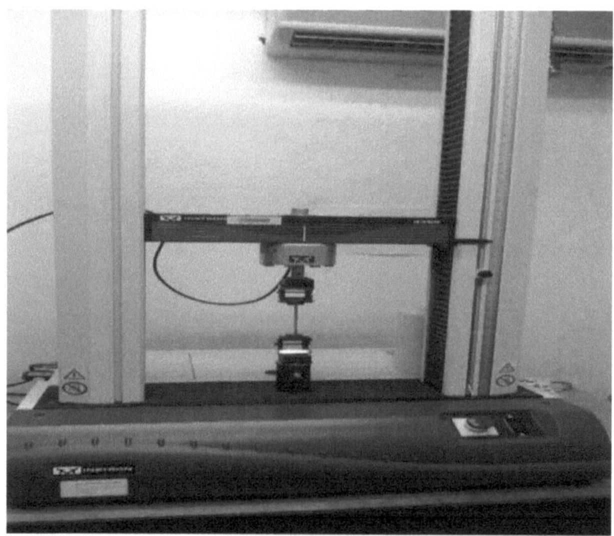

Figura 3.7 Máquina Instron

Os resultados do teste mostraram que existe uma diferença no módulo de elasticidade entre estes dois materiais de impressão PVS. A média do módulo de elasticidade do material de impressão corporal médio Virtual foi de 8,3 (SD 0,38) Mpa, enquanto a média do módulo de elasticidade do material de impressão corporal médio Aquasil foi de 4,4 Mpa (SD 0,33) Mpa. Este resultado mostra que o material de moldagem Aquasil para corpos médios é mais elástico do que o material de moldagem Virtual para corpos médios. As informações pormenorizadas são apresentadas no Apêndice 1.

3.1 Fabrico de um molde mestre em acrílico

Foram fabricados quatro modelos mestre em acrílico em forma de bloco (comprimento: 3 cm, largura: 2 cm, altura: 2 cm). Foram preparados no laboratório dentário do Advanced Medical and Dental Institute, Universiti Sains Malaysia. A manipulação dos materiais para os modelos mestre em acrílico envolveu a mistura de acrílico em pó de polimerização a frio (Sentaplast KFO, Senden, Alemanha) e acrílico líquido de polimerização a frio (Dentaplast KFO, Senden, Alemanha) (Figura 3.8).

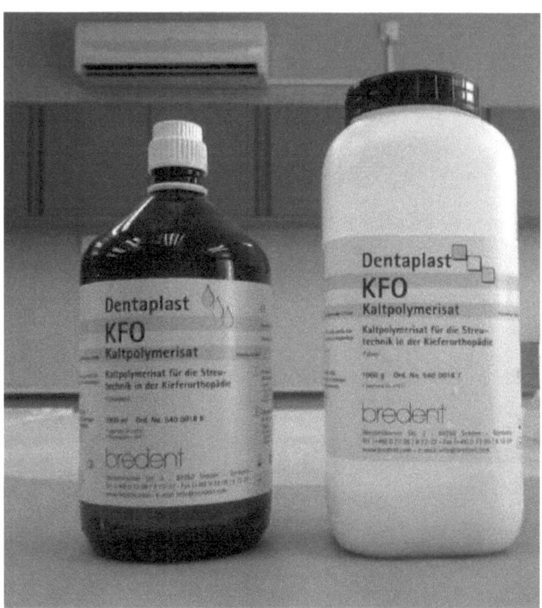

Figura 3.8 Materiais acrílicos de polimerização a frio em pó e líquidos

Estes dois materiais foram misturados para formar uma "massa" com a proporção pó:líquido de 5%:2%. A massa foi então colocada dentro de um tabuleiro de forma cúbica (fabricado previamente misturando o material catalisador Virtual putty e o material de base Virtual putty de acordo com as recomendações do fabricante); e posteriormente colocada dentro de um frasco e curada sob pressão e calor utilizando uma máquina multicura (Vertex;

Figura 3.9).

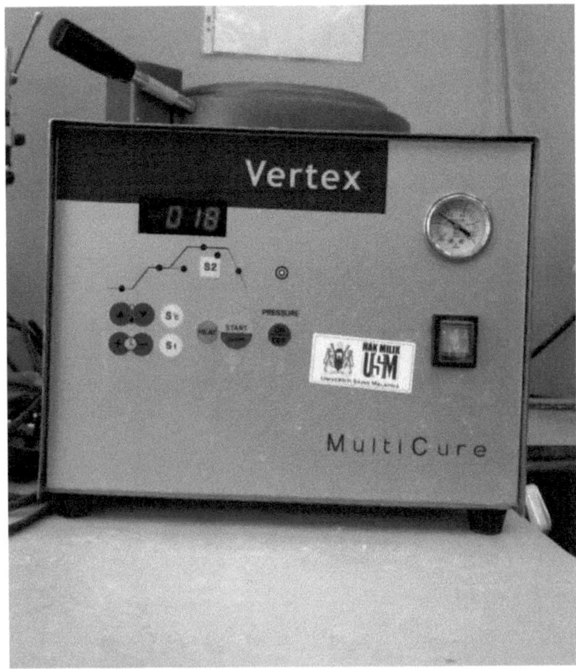

Figura 3.9 Máquina multicura Vertex

Os modelos de acrílico curado foram depois aparados e polidos para os preparar para a inserção dos análogos de implantes (Figura 3.10).

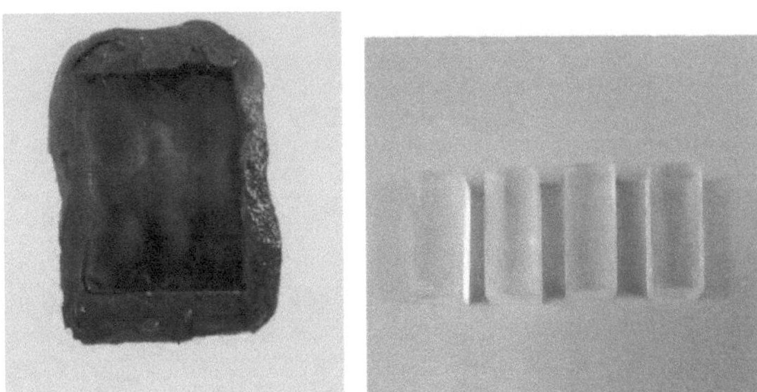

Figura 3.10 Modelos em acrílico

Foram efectuados dois orifícios com uma profundidade de 9 mm a intervalos de 100 mm (1 cm) em cada modelo acrílico, utilizando uma fresadora de 5 eixos (Deckel Maho Gmbh, Alemanha; Figura 3.11). O primeiro furo foi preparado com uma angulação de 0°, enquanto o segundo furo foi preparado com uma angulação de 0°, 5°, 10° e 15° para cada bloco.

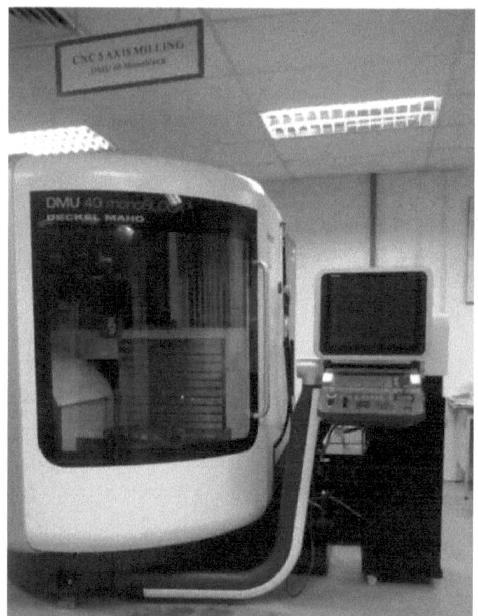

Figura 3.11 Fresadora de cinco eixos

Neste estudo, os análogos de implantes foram utilizados como substitutos dos suportes de implantes utilizados no contexto clínico atual por razões económicas. Os análogos (análogo para RN synOcta L 12 mm, aço inoxidável, Straumann, Suíça; Figura 3.12) foram inseridos no primeiro orifício de cada bloco com uma angulação de 0° para servir de linha de referência, e outro análogo foi colocado no segundo orifício com uma angulação de 0°, 5°, 10° e 15° em cada bloco (Figura 3.13). Os análogos foram fixados com resina acrílica auto-polimerizável com os topos dos análogos posicionados 1 mm acima do modelo.

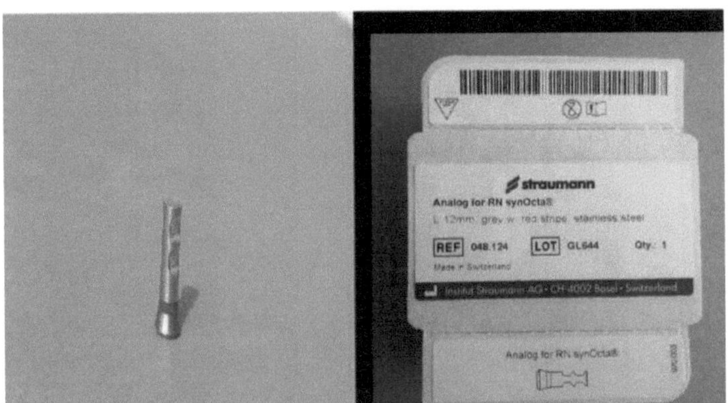

Figura 3.12 Análogo para RN synOcta L 12mm, aço inoxidável, Straumann

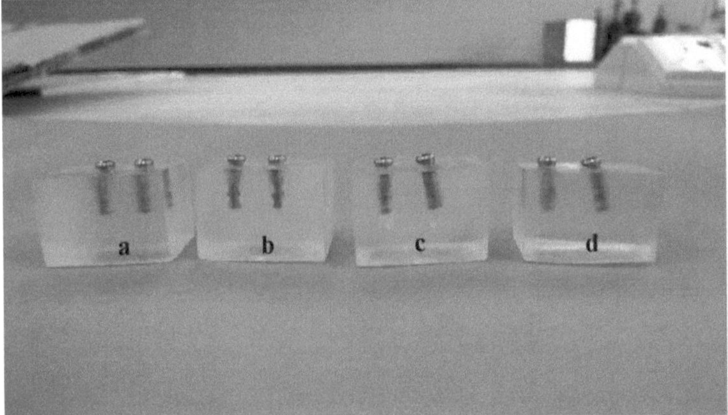

Figura 3.13 Modelos mestre em acrílico com análogos de implantes em diferentes angulações; bloco a: 0° & 0°, bloco b: 0° & 5°, bloco c: 0° & 10°, bloco d: 0° & 15°.

3.2 Fabrico do tabuleiro especial

As coifas de impressão foram adaptadas aos análogos. Foram colocadas duas folhas de cera de modelação (Metrowax, Metrodent, Reino Unido; Figura 3.14) para cobrir os moldes, de modo a criar espaço para o material de moldagem e para assegurar uma espessura uniforme do material de moldagem durante a posterior recolha de impressões.

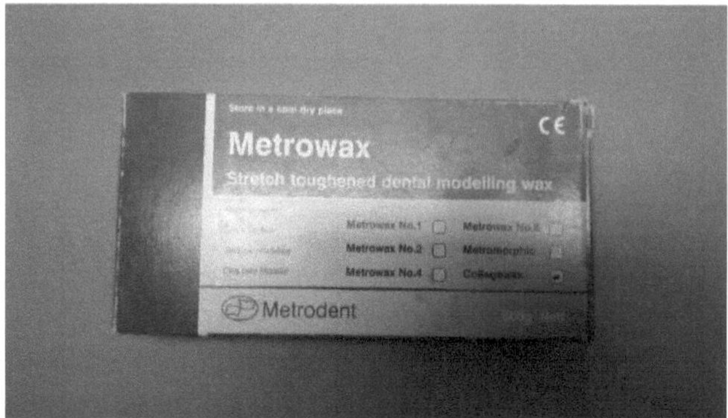

Figura 3.14 Cera de modelação para o espaçador

Uma folha de material de moldeira fotopolimerizável de 2,2 mm (Megatray, Light Cure Custom Tray Material, Alemanha; Figura 3.15) foi então adaptada ao espaçador de cera.

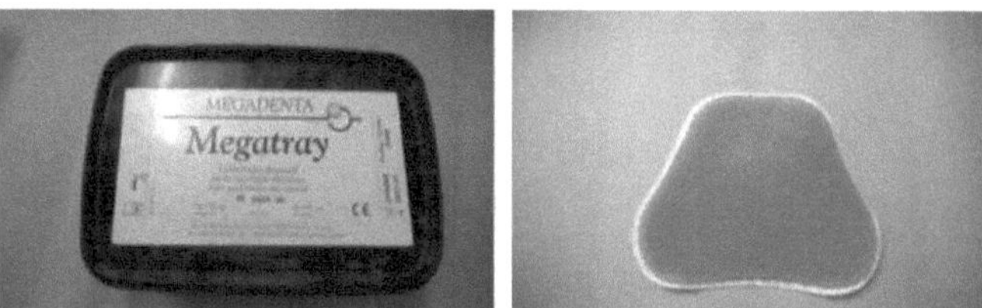

Figura 3.15 Material fotopolimerizador Megatray

O contorno marcado do tabuleiro foi cortado e o material em excesso foi utilizado para construir a pega. A moldeira foi colocada numa máquina de fotopolimerização (Euro Curing Light 230 V, Reino Unido; Figura 3.16) durante 5 minutos e polimerizada de acordo com as instruções do fabricante. A moldeira foi então removida do molde mestre.

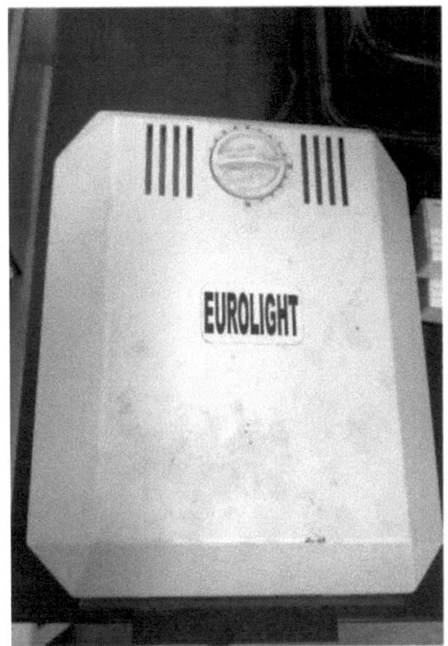

Figura 3.16 Máquina de fotopolimerização

A periferia da moldeira foi aparada com uma broca de aparar acrílica (Figura 3.17). Para proporcionar uma retenção mecânica para o material de impressão, foram efectuados orifícios de dois mm de diâmetro na moldeira, com intervalos de 10 mm. Foram incorporados batentes na moldeira para padronizar o posicionamento da moldeira durante a moldagem.

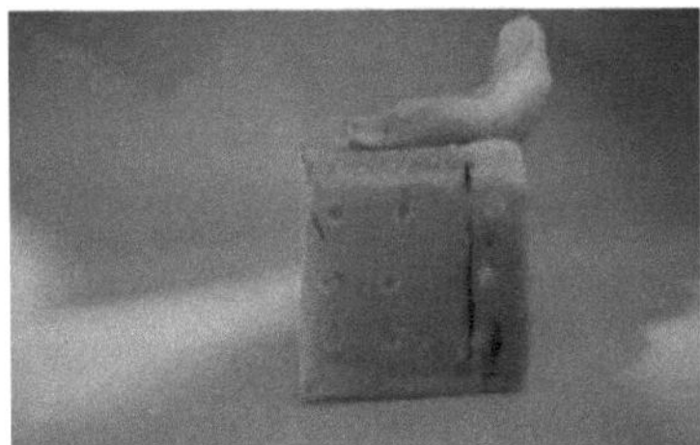

Figura 3.17 Tabuleiro especial para a tomada de impressões.

3.3 Criação de impressões

Neste estudo, as impressões foram obtidas utilizando a técnica de moldeira fechada (indireta). Em primeiro lugar, foram colocados RN Impression Caps (H 8 mm, Straumann, Suíça, Figura 3.18) e RN synOcta Positioning Cylinders (H 12 mm, Straumann, Suíça, Figura 3.19) sobre a cabeça de fixação dos análogos.

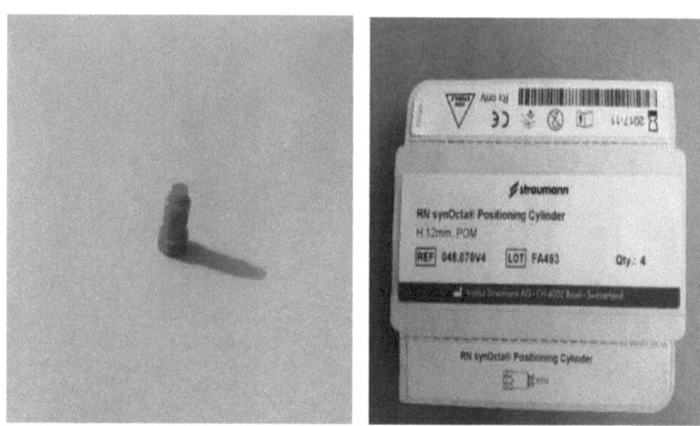

Figura 3.18 Cilindro de posicionamento RN synOcta

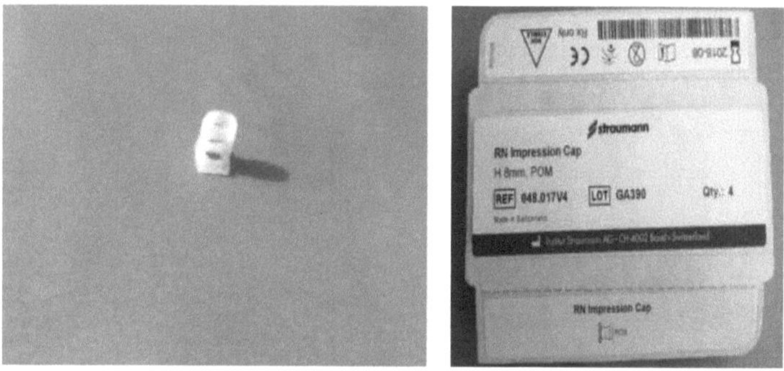

Figura 3.19 Tampa de impressão RN

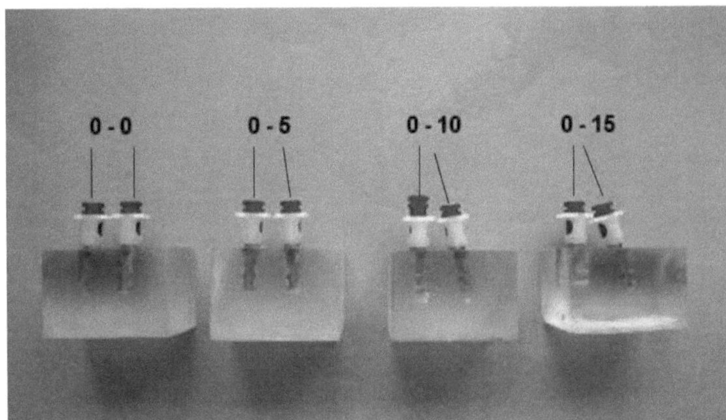

Figura 3.20 Os moldes principais com cilindros de posicionamento e coifas de impressão colocados em análogos de diferentes angulações.

Os materiais de moldagem Aquasil e Virtual medium body PVS foram manuseados de acordo com as recomendações dos fabricantes. O material de impressão foi colocado à volta do análogo dentário e na moldeira especial. A moldeira foi então colocada sobre os moldes principais até ficar completamente assente. Qualquer excesso de material foi imediatamente limpo para verificar o assentamento completo de cada moldeira. Um cilindro de peso padrão de 3 kg foi colocado sobre as moldeiras durante o assentamento do material. Deixou-se o material de impressão PVS assentar durante 4 minutos, conforme recomendado pelo fabricante. Qualquer excesso de material remanescente foi aparado utilizando o escultor de cera padrão LeBron dentário.

Para cada modelo mestre, o procedimento de moldagem foi repetido oito vezes com cada uma das marcas dos materiais de moldagem. Por conseguinte, foi efectuado um total de 16 procedimentos de moldagem para cada modelo mestre individual, perfazendo um total de 64 moldagens. Foram utilizados novos copos de impressão e cilindros de posicionamento para cada impressão.

As coifas de moldagem de moldeira fechada permaneceram nos modelos principais após a remoção da moldeira, depois de o material de moldagem ter polimerizado. Estas coifas foram removidas uma de cada vez dos modelos principais (Figura 3.21) e fixadas a um análogo de implante. O análogo de implante foi inserido na impressão, empurrando-o firmemente até à profundidade total (Figura 3.22). Após 15 minutos, as impressões foram vertidas sob vibração constante com um gesso de baixa expansão de alta resistência com uma proporção de 100 g de pó: 20 ml de água. Depois de o gesso ter endurecido uma hora mais tarde (Figura 3.23), os moldes de estudo foram separados das impressões e depois aparados e etiquetados para preparar o procedimento de medição (Figura 3.24). Os procedimentos foram efectuados pelo mesmo operador.

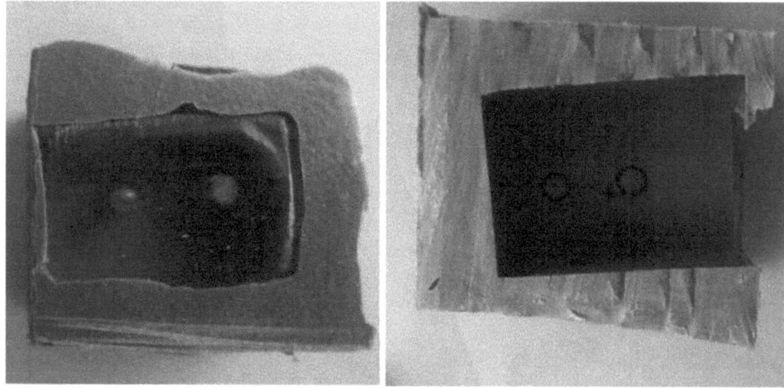

Figura 3.21 Moldeira de impressão e matriz acrílica antes (foto da esquerda) e depois da separação (foto da direita).

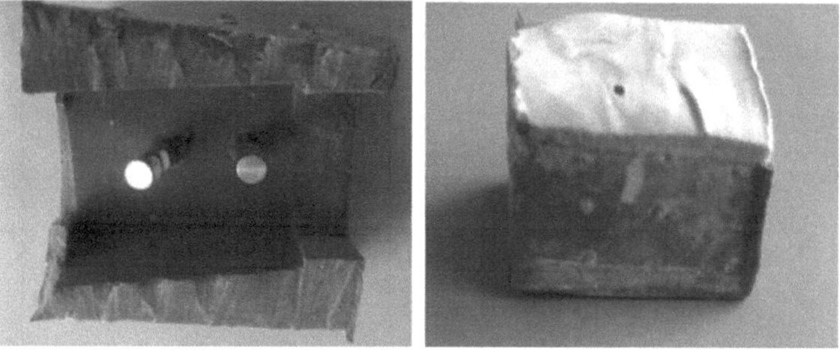

Figura 3.22 Dois análogos dentários montados na impressão.

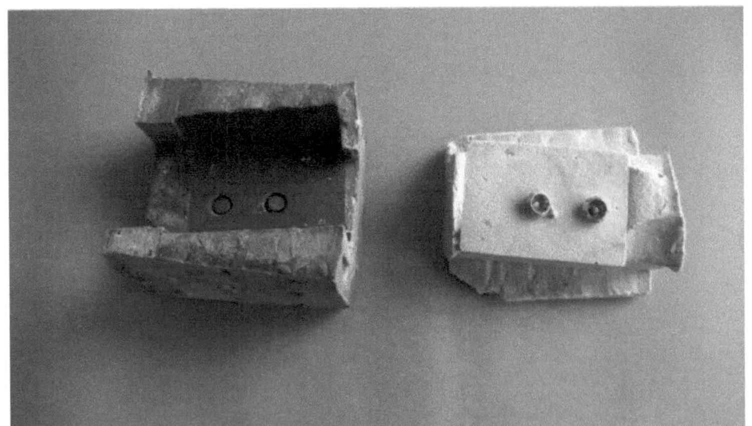

Figura 3.23 Molde de estudo retirado da impressão com os dois análogos de implantes.

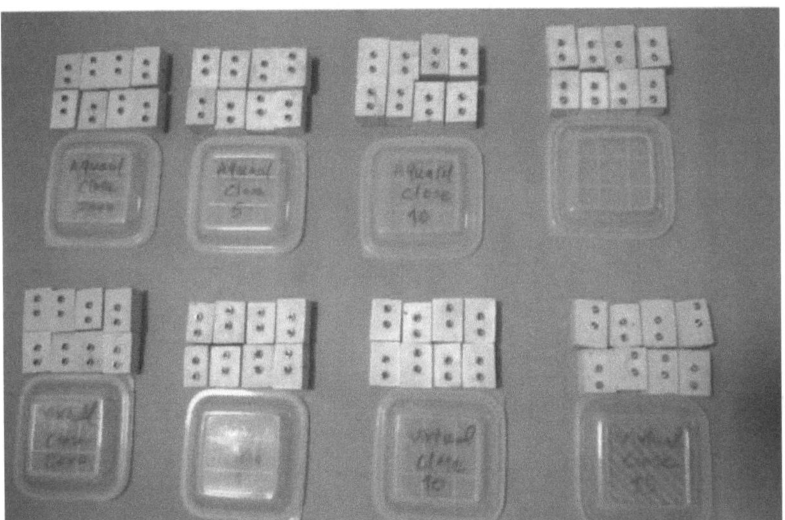

Figura 3.24 O total de 64 moldes de estudo

3.3 Procedimento de medição

A distância entre os análogos no modelo mestre e no modelo de estudo foi medida utilizando uma máquina de medição com projetor de perfil (Racks Vision DC3000, Taiwan; Figura 3.25). O projetor de perfis é constituído por um ecrã com linhas de referência horizontais e verticais e estava equipado com uma fonte de luz para projetar uma imagem ampliada do objeto no ecrã sob a forma de uma sombra (ampliação original xio) (Figura 3.26). Apenas a linha vertical foi utilizada para medir a distância entre o análogo do ponto de referência e o análogo angulado. Foram efectuadas três medições por espécime, e as medições foram realizadas pelo mesmo operador para minimizar a fonte de erro.

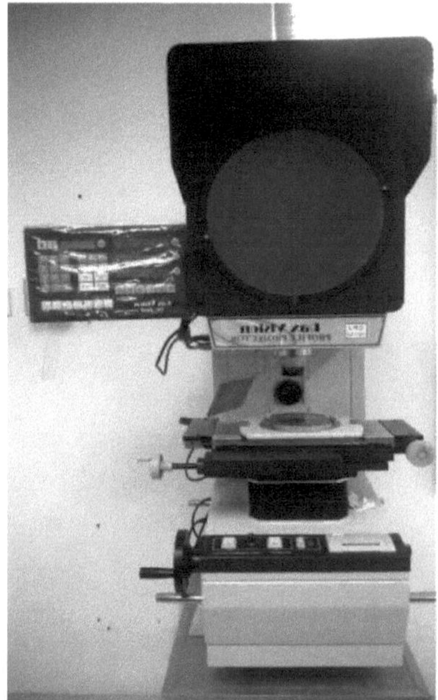

Figura 3.25 Projetor de perfil

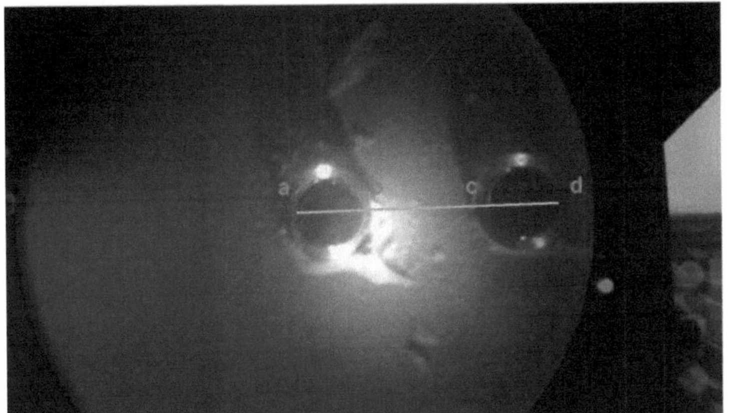

Figura 3.26 Medição da distância do molde de estudo utilizando o projetor de perfil.

Este projetor de perfil foi ajustado para medir a distância entre os análogos a partir do centro do primeiro análogo (ponto de referência) até ao centro do segundo análogo (o análogo angulado), utilizando a equação representada na Figura 3. 27.

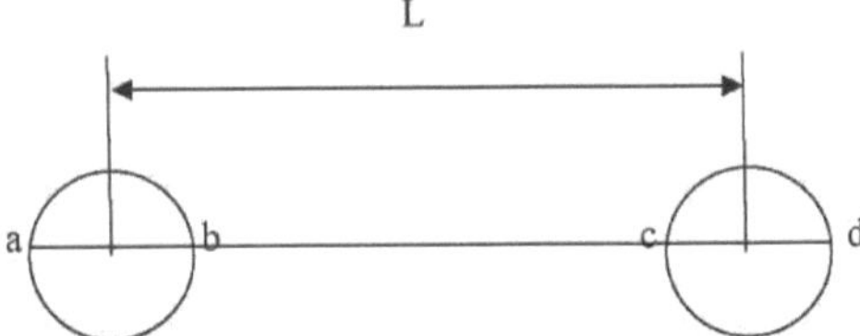

Figura 3.27 Determinação da distância média dos análogos de implantes.

$L = (b - a)/2 + (c - b) + (d - c)/2$

Onde L = a distância do centro do análogo do ponto de referência ao centro do análogo angulado

a = aresta exterior cortante do início do ponto de referência

b = distância da aresta exterior cortante do início do ponto de referência à extremidade da aresta cortante do ponto de referência *c* = distância entre a aresta exterior cortante do início do ponto de referência e a aresta exterior cortante do início do análogo angular

d = distância da aresta exterior cortante do início do ponto de referência à aresta exterior cortante da extremidade do análogo angular.

Cada medição foi repetida cinco vezes e foi calculada uma média. Obtiveram-se então as discrepâncias de dados entre os modelos mestre e de estudo. (Apêndice II).

3.4 Análise estatística

O módulo de elasticidade dos dois materiais foi descrito em média e desvio padrão (DP). A normalidade da distribuição dos dados foi verificada utilizando o teste de Kolmogorov-Smirnov. A exatidão da impressão foi determinada comparando a diferença na medição linear em relação aos moldes principais em pm. Foi utilizada uma análise de variância (ANOVA) de duas vias para comparar o efeito combinado dos materiais de moldagem e da angulação entre implantes na diferença média (pm) da medição linear em relação aos modelos principais. O teste *t* independente foi utilizado para comparar a distância na medição linear entre os dois materiais, independentemente das angulações inter-implantares. A análise estatística de variância de uma via (ANOVA) e o teste post hoc de Tamhane foram utilizados para comparar o efeito das angulações inter-implantares na medição linear, independentemente da elasticidade do material. Os dados foram analisados com o IBM SPSS v.22 (SPSS Inc, Chicago) com o nível de significância estatística *(p)* fixado em <0,05.

CAPÍTULO QUATRO

RESULTADOS

4. Resultados

O teste do módulo de elasticidade dos materiais de impressão Aquasil (corpo médio) e Virtual (corpo médio) indicou que o primeiro é mais elástico (Tabela 4.1)

Tabela 4.1 Módulo de elasticidade dos materiais de impressão Virtual (corpo médio) e Aquasil (corpo médio) PVS

Material	Mean (SD) (MPa)
Aquasil	4.37 (0.333)
Virtual	8.31 (0.377)

Existiu uma interação significativa entre os dois materiais PVS e a angulação dos análogos *(p* = 0,03, Tabela 4.2). Isto sugeriu que a elasticidade do material e a angulação inter-implantar tinham um efeito combinado na exatidão da impressão do implante.

Tabela 4.2. ANOVA de duas vias comparando o efeito dos materiais de moldagem e a angulação inter-implantes na diferença média (pm) na medição linear relativa ao molde principal dos implantes

Material	n	Adj. mean [a] (95% CI)	Adj. mean diff. (95% CI) [b]	F stat. [a]	P Value [c]
Virtual	32	- 0.005 (-0.020, 0.010)	- 0.012 (- 0.034, 0.009)	1.314 (1, 56)	0. 03
Aquasil	32	- 0.017 (- 0.032, - 0.002)			

[a] Adjusted mean while the effect of Virtual and Aquasil were controlled

[b] Bonferroni adjustment for 95% confidence interval for difference

[c] Two- way ANOVA

Uma análise mais aprofundada sobre o efeito da elasticidade do material na medição da distância linear mostrou que o material de impressão Virtual (corpo médio) apresentou menor discrepância do que o material de impressão Aquasil (corpo médio), independentemente da angulação inter-implantar (Tabela 4.3). No entanto, a diferença não foi estatisticamente significativa *(p* = 0,330).

Tabela 4.3. *Teste t* independente que compara o efeito dos materiais de moldagem na diferença média (pm) na medição linear em relação ao molde principal dos implantes, independentemente da angulação do implante

Variable	Virtual (*n*=32) Mean (SD)	Aquasil (*n*=32) Mean (SD)	Mean differ. (95% CI)	*t* statistic (*df*)	*P* Value [a]
Difference (μm)	-0.0050 (0.0300)	-0.0172 (0.0632)	0.0122 (- 0.0127, 0.0371)	0.986 (44.3)	0.330

[a] Independent *t*- test

Por outro lado, as angulações inter-implantares foram significativamente associadas à exatidão da

impressão *(p=* 0,027), independentemente da elasticidade do material (Tabela 4.4). A análise post-hoc

usando o procedimento de Tamhane mostrou uma diferença significativa entre os pares de angulação

de 0 ° - 10 ° e 0 ° - 15 °.

Tabela 4.4. ANOVA unidirecional que compara o efeito da angulação inter-implantes na diferença média (pm) na medição linear em relação ao molde principal dos implantes, independentemente da elasticidade do material de moldagem.

Inter-implant angulation	Mean (SD) (μm)		Mean difference *(SD) (μm)*	*F* Statistic [a] *(df)*	*P* Value [a]
	Virtual	Aquasil			
0°	- 0.012 (0.0215)	0.026 (0.0461)	0.005 (0.0386)	3.273 (3, 60)	0.027
5 °	- 0.002 (0.0254)	0.018 (0.0273)	0.008 (0.0274)		
10 °	0.001 (0.0416)	- 0.074 (0.0865)	- 0.036 (0.0761)		
15 °	- 0.008 (0.0324)	- 0.034 (0.0164)	- 0.021 (0.0283)		

[a] One-Way ANOVA test

5. DISCUSSÃO

Na medicina dentária moderna, a prótese dentária é uma ferramenta importante e bem aceite na manutenção de cuidados orais de qualidade. Como já foi referido, só quando são fabricadas próteses adequadas é que o processo de implante dentário pode ser realizado com sucesso. Em particular, as próteses devem ser fabricadas essencialmente com base num molde definitivo que proporcione um posicionamento exato dos implantes dentários, eliminando assim discrepâncias na adaptação (Assif et al., 1996).

O presente estudo mediu a precisão da moldagem de implantes in-vitro com dois materiais de moldagem PVS de elasticidade diferente através da técnica de moldeira fechada e colocando análogos de implantes em várias angulações.

Os resultados do nosso estudo mostraram que o material de moldagem Aquasil de corpo médio é mais elástico do que o Virtual de corpo médio, e o nosso estudo apoiou a hipótese de investigação de que a interação combinada do material de moldagem PVS e da angulação do implante tem um efeito considerável na precisão dos moldes do estudo. Paralelamente ao presente estudo, Mpikos et al. (2012) realizaram recentemente um estudo in vitro para investigar o efeito da angulação do implante e da técnica de moldagem do implante, e o seu efeito de interação na precisão das impressões de implantes de conexão interna e externa. O estudo demonstrou que a técnica de moldagem, a angulação do implante e as suas interações afectam significativamente a precisão das moldagens efectuadas com implantes de conexão externa ou interna. Pelo contrário, Reddy e colegas (2013) referiram que a interação combinada do material de moldagem do implante e da angulação do implante não tem qualquer efeito na precisão dos moldes duplicados, mas afecta a dos moldes definitivos.

Os nossos resultados apoiaram a hipótese nula de não haver diferença significativa na exatidão das impressões quando foram utilizados os materiais de impressão Virtual de corpo médio e Aquasil de corpo médio. Lawson e colegas (2008) compararam a resistência ao rasgamento de diferentes materiais de impressão: Impregum, Imprint 3 e Aquasil, utilizando a especificação do teste de rasgamento da Associação Dentária Americana (ADA), e os seus resultados demonstraram que os materiais PVS têm a maior resistência ao rasgamento em comparação com os outros materiais testados. Para procedimentos de técnicas de moldagem de implantes bem sucedidos, são necessários materiais de moldagem rígidos e estáveis, como o PVS (Assif et al., 1999; Assif et al., 1996). Da mesma forma, Whiteman e Nathanson (2007) mediram a propriedade de resistência à tração do PVS e obtiveram resultados semelhantes. Estes resultados podem explicar as conclusões do nosso estudo, uma vez que os dois materiais de PVS podem comportar-se de forma semelhante no que respeita à resistência ao rasgamento e, assim, produzir impressões com uma precisão comparável.

O PVS e o PE são materiais elastoméricos que têm estabilidade dimensional e capacidade de reprodução (Johnson et al., 2003; Mandikos, 1998). Foi demonstrado que as siliconas de adição, tal como utilizadas no nosso estudo, têm uma resistência ao escoamento superior e um módulo de elasticidade inferior em comparação com os poliéteres. (Wee 2000, Wee et al 1999, Barrett et al 1993, Hsu et al, 1993). Estas propriedades fazem dos silicones de adição uma alternativa viável que permite a fácil remoção da impressão e reduz as deformações permanentes causadas pela tensão entre o material de impressão e as coifas (Lu et al., 2004, Wee, 2000). Pode absorver mais de três vezes mais energia até ao ponto de deformação permanente do que outros elastómeros e, se for alongado até mais de 100% (tensão de rutura), recupera apenas 0,6% de deformação permanente. (Hondrum, 1994).

Faria et al. (2008) relataram que diferentes materiais e técnicas de moldagem afectam a precisão da moldagem com gesso. Referiram ainda que o PE, o polissulfureto e o silicone de adição, seguindo a técnica de moldeira fechada, produzem resultados mais exactos do que outros materiais. Vários investigadores compararam os efeitos do PVS na precisão dimensional do implante dentário e não foi encontrada qualquer diferença considerável na precisão dimensional dos moldes resultantes (duplicados). Estes moldes foram efectuados em duas condições diferentes de colocação de implantes, nomeadamente, implantes paralelos e angulados (Reddy et al. 2013, Conrad et al. 2007, Choi et al. 2007).

Gokgen-Rohlig et al. (2014) efectuaram recentemente um estudo no qual foram formados quatro grupos experimentais. O PVS de corpo médio foi utilizado em três grupos, e o PE foi utilizado no outro. As discrepâncias em três dimensões foram medidas, e os resultados revelaram que os moldes obtidos apresentavam pequenos desvios (7,50 pm a 9,71 pm) em relação ao molde mestre. No entanto, não foi encontrada qualquer diferença significativa entre os grupos PE e PVS. Outro estudo também confirmou que estes materiais produziram resultados clinicamente aceitáveis (Dounis et al., 1991). Por outro lado, Pujari et al. (2014) utilizaram materiais de moldagem PE e PVS para avaliar a exatidão de três técnicas de moldagem variantes, de modo a obter um molde preciso para implantes internos de conexão múltipla. Todos os moldes utilizados nesse estudo foram avaliados quanto à precisão determinada pela posição (em mm) das réplicas das cabeças dos implantes, utilizando um projetor de perfil semelhante ao utilizado no nosso estudo. As medições foram comparadas com as do modelo de resina de referência, que serviu de controlo. O material de moldagem PE apresentou a menor variação média em relação ao material de PVS, mas a diferença não foi estatisticamente significativa. Assim, os investigadores propuseram que o PE não apresentava qualquer diferença ou reproduzia menos pormenores do que o PVS (Millar et al 1998).

Em geral, as alterações dimensionais numa impressão de implante ocorrem devido à constrição no material de impressão iniciada pela reação de polimerização com a formação de materiais voláteis e subprodutos, à pressão aplicada durante a impressão e às técnicas de impressão convencionais. A produção de um molde de implante preciso é, por conseguinte, uma medida crucial para efetuar uma moldagem precisa (Holst et al., 2007).

Outro estudo verificou que a adição de silicone ao material de moldagem resulta numa recuperação mais elástica, pelo que se considera hipoteticamente que reduz a deformação permanente da moldagem (Choi et al., 2007). Ao efetuar uma moldagem precisa, o material deve ser capaz de suportar as forças produzidas durante a remoção da cavidade oral. Consequentemente, a recuperação elástica é um dos atributos significativos para determinar a precisão do material de moldagem (Santayana de Lima et al., 2014). O material de moldagem PVS foi utilizado neste estudo porque oferece uma resistência muito boa à deformação em comparação com outros materiais de moldagem elásticos.

Paralelamente ao nosso estudo, o material de moldagem PVS tem sido referido como o material mais recomendado para restaurações de implantes múltiplos devido às suas propriedades favoráveis (Wee, 2000). É consideravelmente rígido e oferece a melhor resistência à deslocação, embora a sua rigidez tenha algumas limitações clínicas. Em particular, o PVS é difícil de ser utilizado quando existem rebaixos ou quando surge um grande grau de divergência entre implantes. Neste caso, o PVS pode nem sempre ser a primeira escolha para material de moldagem em tais situações clínicas (Wassell, 2002).

O nosso estudo adoptou a técnica da moldeira fechada, que provou anteriormente fornecer resultados mais precisos do que a técnica da moldeira aberta (Humphries et al. 1990). Além disso, foi referido que a técnica de moldeira fechada combinada com materiais de silicone de adição, tal como utilizada no nosso estudo, proporciona impressões de implantes mais exactas em comparação com a técnica de moldeira aberta (Faria et al., 2008). Foram encontrados resultados semelhantes num estudo comparativo realizado por De la Cruz e colegas (2002) sobre a precisão dimensional da técnica de moldeira aberta e fechada em implantes angulados a 15°, que mostrou que a primeira produzia uma distorção significativamente maior do que a segunda para medições no plano vertical. O método de moldagem com moldeira fechada teve menos alterações dimensionais e, por conseguinte, foi mais aceitável do que o método com moldeira aberta (Balouch et al. 2013).

A moldeira fechada é uma técnica mais simples e rápida. É indicada quando a abertura da boca é limitada e quando o espaço disponível é insuficiente para aceder aos parafusos que retêm as coifas de impressão (Liou et al. 1993), e é adequada para pacientes com um reflexo de vómito exagerado que requer que a impressão seja removida rapidamente (Damodara et al. 2010; Chee e Jivraj, 2006).

Um estudo concluiu que a técnica da moldeira fechada é mais exacta na construção de moldes de um único implante (Branemark, 1983). Esta técnica envolve uma coifa de moldagem com uma única peça, que fica anexada intra-oralmente ao implante assim que a moldagem é removida e é depois anexada novamente às moldagens (Vigolo et al., 2004). Entretanto, outro estudo atestou que esta técnica é preferida mesmo para impressões de três implantes (Branemark, 1990). Assim, não é surpreendente que os métodos indirectos sejam frequentemente preferidos clinicamente pelos clínicos (Rismanchian e Monirifard, 2008; Choi et al., 2007).

No entanto, alguns outros estudos não encontraram diferenças significativas na exatidão da moldagem entre a utilização das técnicas de moldagem com moldeira fechada e com moldeira aberta (Wenz e Hertrampf 2008; Cabral e Guedes 2007; Conrad et al. 2007; Naconecy et al. 2004, Daoudi et al. 2004; Herbst et al. 2000).

Os efeitos de diferentes angulações de implantes dentários na exatidão da impressão do implante foram investigados no nosso estudo. As diferenças entre os moldes mestre e duplicado foram medidas em micrómetros (pm) e graus em relação ao análogo de referência a 0°. Como demonstrado nos nossos resultados, as medições dos pares de angulação de 0° a 10° e de 0° a 15° foram significativamente diferentes. Os nossos resultados apoiaram a hipótese da investigação e provaram que os análogos angulados têm um efeito prejudicial na exatidão da impressão do implante. Estas conclusões estão de acordo com os resultados de estudos que determinaram que

As impressões feitas com implantes angulados são menos exactas do que as feitas com implantes paralelos (Assuncao et al., 2004; Sorrentino, et al., 2010; Assif et al., 1999; Carr, 1997, Carr, 1996). Além disso, a angulação do implante afectou significativamente a precisão da impressão quando foram utilizados implantes com conexões internas (Sorrentino et al., 2010).

Por outro lado, outros estudos referiram que a angulação do implante não tem qualquer efeito na exatidão da impressão (Choi et al. 2007, Conrad et al. 2007). Clinicamente, qualquer divergência ou convergência dos implantes dentários pode ser ainda maior do que 8° ou 10°. No entanto, no geral, a maioria dos estudos concordou que qualquer aumento na divergência ou convergência dos implantes tem um efeito destrutivo crucial na precisão da impressão, incluindo aqueles que utilizaram moldes experimentais com quatro ou cinco implantes, que concluíram uma menor precisão com impressões de implantes angulados em comparação com os não angulados (Assunção et al. 2008; Filho et al. 2008; Cabral e Guedes 2007; Assunção et al. 2004).

Um estudo de Vigolo et al. (2014) referiu que a angulação dos implantes era um fator que induzia tensões nas impressões; talvez pelo facto de serem necessárias forças mais elevadas para remover as impressões. Como sabemos, a colocação de implantes absolutamente paralelos uns aos outros não é, por vezes, clinicamente prática, uma vez que algumas situações clínicas requerem a colocação de implantes em determinadas angulações. Neste caso, podem ocorrer erros na formação da impressão devido às alterações dimensionais do material de impressão, à atribuição incorrecta das coifas e à ligação inadequada dos componentes (Conrad et al., 2007).

Akalin et al. (2013) avaliaram o efeito da angulação do implante, material de moldagem e diferença na largura da curvatura do arco nos modelos de transferência. As avaliações estatísticas indicaram que as medições de modelos angulares incorreram nos maiores valores de deformação $(p < 0,05)$. Os modelos com implantes colocados paralelamente um ao outro exibiram maior precisão do que o modelo com implantes angulados um ao outro, uma descoberta que apoiou os nossos resultados.

Apesar de não termos avaliado os efeitos das coifas de impressão na exatidão da impressão, é prudente referir que um estudo realizado por Herbst e colegas (2000) avaliou e comparou impressões feitas com: (1) coifas de impressão cónicas não esplintadas; (2) coifas de impressão quadradas não esplintadas; (3)

coifas de impressão quadradas esplintadas com resina acrílica autopolimerizável; e (4) coifas de impressão quadradas com uma extensão lateral num dos lados não esplintadas. As medições foram efectuadas com um microscópio Reflex, com capacidade de registo nas dimensões x, y e z. A precisão dimensional de todas as técnicas foi excecional e as diferenças observadas podem ser consideradas clinicamente insignificantes. No entanto, foi registada uma maior precisão da impressão quando foram utilizadas coifas revestidas com adesivo (Vigolo et al 2000).

Um estudo laboratorial investigou a exatidão de quatro procedimentos de moldagem de implantes utilizando diferentes combinações de duas técnicas de moldagem (a técnica de coifa de moldagem de reposicionamento ao nível do implante e a técnica de moldagem de recolha ao nível do pilar) e materiais (PVS e PE). Os resultados mostraram que a técnica de moldagem de reposicionamento ao nível do implante pode produzir resultados menos previsíveis do que a técnica de recolha ao nível do pilar. Curiosamente, os investigadores sugeriram que a escolha do material de moldagem não fez qualquer diferença significativa na precisão da moldagem (Daoudi et al 2001).

Atualmente, não existem diretrizes normalizadas sobre as discrepâncias ou distorções máximas permitidas para as impressões de implantes, tendo sido relatada uma discrepância de até 136 pm (Baig, 2014). Por conseguinte, apenas tirámos as nossas conclusões com base nos resultados dos grupos comparativos no nosso estudo.

É importante notar que nenhum estudo estudou os efeitos combinados de materiais de moldagem PVS de diferentes elasticidades com várias angulações de implantes na determinação da precisão da moldagem, pelo que não podemos comparar os nossos resultados diretamente com outros estudos. A diferença em alguns dos resultados de outros estudos em comparação com os nossos foi muito provavelmente atribuída às diferenças nos sistemas de implantes testados, aos desenhos de cada estudo, aos componentes dos implantes, ao número de implantes utilizados, ao grau de angulação dos implantes testados e ao tipo de material de moldagem utilizado.

Reconhecemos que este estudo tem várias limitações. Em primeiro lugar, os nossos resultados baseiam-se em medições lineares bidimensionais. Não avaliámos a discrepância tridimensional e as rotações axiais dos componentes não foram analisadas. Para além disso, este é um estudo in-vitro que limita a extrapolação para o contexto clínico. Factores como a humidade intra-oral, a remoção da moldeira da boca do paciente, diferentes técnicas de manipulação da impressão, visibilidade reduzida do operador, etc., podem produzir resultados diferentes dos encontrados neste estudo. Propomos que estudos futuros abordem as questões acima referidas e investiguem os efeitos de implantes múltiplos com várias profundidades e tipos de coifas de impressão na precisão da impressão.

CAPÍTULO SEIS

CONCLUSÃO

6. Conclusão

Em conclusão, o estudo demonstrou que a interação entre os materiais de moldagem PVS de diferentes elasticidades (Virtual e Aquasil de corpo médio) e a angulação dos análogos colocados de forma divergente produziu um efeito adverso significativo na precisão da moldagem. A elasticidade do material, por si só, não pareceu afetar significativamente a precisão da impressão. Independentemente da elasticidade do material, a angulação dos análogos do implante também afecta negativamente a precisão da impressão.

Adell R, Lekholm U, Rockier B, Branemark PI. (1981). Um estudo de 15 anos de implantes osseointegrados no tratamento da mandíbula edêntula. *Int J Oral Sur.* 10(6):387-416.

Akalin ZF, OzkanYK, Ekerim A (2013). Efeitos da angulação do implante, do material de impressão e da variação da largura da curvatura da arcada na exatidão do modelo de transferência do implante. *Int J OralMaxillofac Implants* 28:149-157.

Alexander GB (2013). O efeito da angulação do implante e da técnica de moldagem na precisão da moldagem de implantes Nobel Active. Dissertação de Mestrado. Universidade de Maryland, Faculdade de Medicina Dentária, Baltimore.

Anusavice KJ, Chiyai SH, Rawls HR (2013). Ciência dos materiais dentários da Philips 12ed. Saunders, uma impressão da Elsevier Inc. EUA. p. 152154.

Asgar K (1971). Materiais de impressão elásticos. *Dent Clin North Am* 15: 81-98.

Assif D, Marshak B, Schmidt A (1996). Precisão das técnicas de moldagem de implantes. *Int J OralMaxillofac Implants* 11:216-222.

Assif D, Nissan J, Varsano I, Singer A (1999). Precisão das técnicas de impressão de implantes com talas: Efeito do material de esplintagem. *Int J Oral Maxillofac Implants* 14: 885-888.

Assuncao WG, Filho HG, Zaniquell O (2004). Avaliação de impressões de transferência para implantes osseointegrados em diferentes angulações. *J Implant Dent* 13: 358-366.

Assunção WG, Tabata LF, Cardoso A, Rocha, EP, Gomes EA (2008). Avaliação da precisão da moldagem de transferência protética para implantes osseointegrados. *J Implant Dent* 17: 248-256.

Baig MR (2014). Precisão da impressão de implantes de várias unidades: Uma revisão da literatura. *Quintessence Int Prostodont* 14(1): 39-51.

Barnes HA (1997). Thixotropy- a review. *JNon-NewtFluidMech* 70:1-33.

BalaMurugan T e Manimaran P (2013). Avaliação da precisão da técnica de moldagem com moldeira fechada de transferência direta com encaixe e da técnica de moldagem com moldeira aberta de transferência direta: Um estudo in vitro. *J Indian Prosthodont* 13: 226-232.

Balouch F, Jalalian E, Nikkheslat M, Ghavamian R, Toopchi S, Jallalian F, Jalalian S (2013) Comparação da exatidão dimensional entre a técnica de moldagem de implantes com moldeira aberta e moldeira fechada em implantes com ângulo de 15°. *J Dent Shiraz Univ Med Sci* 14: 96-102.

Barrett MG, De Rijk WG, Burgess JO (1993). A exatidão de seis técnicas de moldagem para implantes osseointegrados. *JProsthodont* 2: 75-82.

Bell J, Von Fraunhofer JA (1975). O manuseamento de materiais de impressão elastoméricos; uma revisão. *J Dent* 3:229-237.

Bergman M, Olsson S, Bergman B (1980). Materiais de Impressão Elastoméricos. Estabilidade dimensional e nitidez dos detalhes da superfície após tratamento com soluções de desinfeção. *SwedDent J* 4:161-7.

Braden M (1975). Materiais de Impressão, em: Von Fraunhofer J. A (ed). *Scientific Aspects of Dental Materials (Aspectos científicos dos materiais dentários)*. Londres: Butterworths, pp. 371-400.

Braden M e Elliot JC (1966). Caracterização do processo de presa de borrachas dentárias de silicone. *J Dent Res* 45: 1016-1023.

Brown D (1981). Uma atualização dos materiais de impressão elastoméricos. *Br Dent J* 150: 35-40.

Branemark PI (1983). Osseointegração e seus antecedentes experimentais. *J Prosthet Dent* 50: 399-410.

Branemark PI, Zarb GA, Albrektsson T (1990). Tissue integrated prostheses. 1ª ed., Chicago: Quintessence Pub Co. 411-423.

Cabral LM e Guedes CG (2007). Análise comparativa de 4 técnicas de moldagem para implantes. *J Implant Dent* 16:187-194.

Carr AB e Master J (1996). A exatidão dos moldes de verificação de implantes em comparação com moldes produzidos a partir de uma técnica de coping de transferência rígida. *JProsthodont* 5: 248-252.

Carr AB (1997). Comparação de técnicas de moldagem para um modelo de dois implantes com 15 graus de divergência. *J Oral Maxillofacial Implants* 7:468-475.

Cartmen Scheller-Sheridan (2010). Guia Básico de Materiais Dentários. John Wiley and Sons, Ltd., Reino Unido. P. 191.

Cehreli MC e Akca K (2006). Técnicas de moldagem e deformações induzidas por desajuste em superestruturas suportadas por implantes: um estudo in vitro. *Int J Periodontics Restorative Dent* 26:379-385.

Chai J, Takahashi Y, Lautemschlager EP (1998). Propriedades mecânicas clinicamente relevantes do material de impressão elastomérico. *Int J Prosthodont* 11:219-223.

Chai J, Pang I (1994). Um estudo da propriedade "tixotrópica" dos materiais de impressão elastoméricos. *Int J Prosthodont* 7:155-8.

Chee W e Jivraj S (2006). Técnicas de moldagem para dentisteria de implantes. *Br Dent J* 201:429-32.

Chee WL e Donovan TE (1992). Materiais de impressão de polivinil siloxano: Uma revisão das propriedades e técnicas. *JProsthet Dent* 68: 728-32.

Choi JH, Lim YJ, Yim SH e Kim CW (2007). Avaliação da precisão das técnicas de moldagem ao nível do implante para próteses de implantes de ligação interna em modelos paralelos e divergentes. *Int J Oral Maxillofac Implants* 22:761-768.

Conrad HJ, Pesun IJ, DeLong R e Hodges JS (2007) Exatidão de duas técnicas de moldagem com implantes angulados. *J Prosthet Dent* 97: 349-356.

Craig R, O'Brien W e Powers J (1996). Materiais dentários. Propriedades e manipulação. 6ª ed. St Louis: Mosby.

Craig R (1993). Materiais dentários de restauração. 9th ed. St Louis: Mosby.

Craig RG (2001). Restorative Dental Materials.11th ed. St Louis, Elsevier p.12.

Damodara EK, Litaker MS, Rahemtulla F, McCracken MS (2010). Um ensaio clínico aleatório para comparar moldes de diagnóstico feitos com moldeiras de plástico e metal. *J Prosthet Dent* 104: 364-71.

Daoudi MF, Setchell DJ, Searson LJ (2001). Uma investigação laboratorial da exatidão de duas técnicas de moldagem para implantes de um só dente. *Int J Prosthodont* 14:152-158.

Daoudi MF, Setchell DJ, Searson LJ (2004). Uma avaliação de três técnicas de moldagem ao nível do implante para um implante dentário unitário. *Eur J Prosthodont Restor Dent* 12:9-14.

De La Cruz JE, Funkenbusch PD, Ercoli C, Moss ME, Graser GN, Tallents RH (2002). Gabarito de verificação para próteses suportadas por implantes: Uma comparação de impressões padrão com gabaritos de verificação feitos de diferentes materiais. *J Prosthet Dent* 88: 329-336.

Derrien G e Le Menn G (1995). Avaliação da reprodução de detalhes para três materiais de matriz utilizando a microscopia eletrónica de varrimento e a profilometria bidimensional. *JProsthet Dent* 74: 1-7.

Dietz-Bourguignon E (2006). Materials and Procedures for Today's Dental Assistant (Materiais e procedimentos para o assistente dentário atual). Thomson Delmar Learning, uma parte da Thomson Corporation. Canadá. Capítulo 5, p. 116, 121.

Dounis GS, Ziebert GJ e Dounis KS (1991). Uma comparação de materiais de impressão para próteses parciais fixas de arco completo. *JProsthet Dent* 65: 165-9.

Dugal R, Railkar B, Musani S (2013). Avaliação comparativa da exatidão dimensional de diferentes técnicas de moldagem por lavagem de massa de polivinil siloxano - estudo in vitro. *JInt Oral Health* 5:85-94.

Ehsani S, Siadat H, Alikhasi MJ (2014). Avaliação comparativa da precisão da impressão de implantes inclinados e rectos na técnica All-on-Four. *J Implant Dent* 23: 225-230.

Faria AC, Rodrigues RC, Macedo AP, Mattos MG, Ribeiro RF (2008). Precisão de modelos de gesso obtidos por diferentes materiais de moldagem. *Braz Oral Res* 22: 293-298.

Faridmehr I, Osman MH, Adnan AB, Nejad AF, Hodjati R, Azimi M (2014). Correlação entre a tensão-deformação de engenharia e a verdadeira curva tensão-deformação. Revista Americana de Engenharia Civil e Arquitetura 2(1): 53-59.

Filho HG, Mazaro JV, Vedovatto E, Assunção WG e Santos PH (2008). Precisão das técnicas de moldagem para implantes. Parte 2 - Comparação de técnicas de esplintagem. *J Prosthodont* 18: 172-176.

Fusayama T (1957). Técnica de incrustação indireta e coroa utilizando alginato. *J Am Dent Assoc* 45:75-79.

Geramipanah F, Sahebi M, Davari M, Hajimahmoudi M, Rakhshan V (2014) Efeitos dos níveis de impressão e das moldeiras na exatidão das impressões obtidas a partir de implantes angulados *Clin Oral Implants Res* doi: 10.1111/clr.12410. [Epub ahead of print]. Obtido em 21 de março de 2014.

Gladwin M, Bagby M (2009). Aspectos clínicos dos materiais dentários: Teoria, prática e casos. 3rd ed. Lippincott Williams and Wilkins, uma empresa Wolters Kluer. p. 114.

Gokgen-Rohlig B, Ongul D, Sancakli E, Sermet B (2014). Avaliação comparativa dos efeitos da posição do implante, do material de impressão e do tipo de moldeira na exatidão da impressão do implante. Implant Dent 23: 283-8.

Hatrick CD, Eakle WS, Bird WF (2011). Materiais dentários: Aplicações clínicas para assistentes dentários e higienistas dentários. 2nd ed. Saunders, uma impressão da Elsevier Inc. EUA. p. 185.

Hatim NA e Al-Mashaiky B. (2007). Precisão dimensional das técnicas de moldagem para os implantes endósteos (Um estudo in vitro*): Al - Rafidain Dent J* 7: 20-31.

Herbst D, Nel J, Driessen CH, Becker PJ (2000). Avaliação da exatidão da impressão para superestruturas suportadas por implantes osseointegrados. *J ProsthetDent* 83: 555-561.

Holst S, Blatz MB, Bergler M, Goellner M e Wichmann M (2007). Influência do material de impressão e do tempo na precisão tridimensional das impressões de implantes. *J Quintessence Int* 38: 67-73.

Hondrum SO (1994). Propriedades de rasgamento e energia de três materiais de moldagem. *Int J Prosthodont* 7: 517 21.

Hoyos A. e Soderholm K. (2011). Influência da rigidez da moldeira e da técnica de moldagem na exatidão das impressões de polivinil siloxano. *Int J Prosthodont* 24: 49-54.

Hoyos A (2006). Influência da rigidez da moldeira e da espessura do material na exatidão das impressões em polivinil siloxano. Dissertação de Mestrado. Universidade da Flórida, EUA.

Humphries RM, Yaman P, Bloem TJ (1990). A exatidão dos moldes mestre de implantes construídos a partir de impressões de transferência. *Int J Oral Maxillofac implants* 5:331-336.

Hsu CC, Millstein PL, Stein RS (1993). Uma análise comparativa da exatidão das técnicas de transferência de implantes. *JProsthetDent* 69:588-593.

Johnson GH, Lepe X, Aw TC (2003). O efeito da humidade da superfície na reprodução de detalhes de impressões elastoméricas. *JProsthet Dent* 90: 354-364.

Jorczak JS, Fettes EM (1951). Polímeros líquidos de polissulfureto. *Ind. Eng. Chem.* 43: 324-328.

Kempler K (2011). O Efeito da Técnica de Moldagem, Tipo de Conexão e Angulação do Implante na Precisão da Moldagem. Dissertação de Mestrado. Universidade de Maryland, Baltimore, EUA.

Keyf F (1994). Algumas Propriedades dos Materiais de Impressão Elastoméricos Utilizados em Dentisteria Fixa. *J Islamic Acad Sci* 7: 44-48.

Kim S, Nicholls JI, Han CH, Lee KW (2006). Deslocações de componentes de implantes de impressões para moldes definitivos. *Int J Oral Maxillofac Implants* 21: 747-55.

Kinghorn A, Allan DN (1957). Produção de incrustações a partir de impressões à base de borracha. *Brit Dent J* 103: 1-6.

Lahori M, Nagrath R, Agrawal P (2013). Um estudo in vitro para comparar a precisão do molde mestre fabricado por quatro técnicas de moldagem por transferência diferentes para a substituição de implantes num único dente. *J Indian Prosthodont Soc.* 14: 78-84.

Lawson NC, Burgess JO, Litaker M (2008). Resistência ao rasgamento de cinco materiais de impressão elastoméricos em dois tempos de presa e duas taxas de rasgamento. *J Esthet Restor Dent* 20: 186-193.

Lee YJ, Heo SJ, Koak JY, Kim SK (2009). Precisão de diferentes técnicas de moldagem para implantes de ligação interna. *Int J Oral Maxillofac Implants* 24: 823-830.

Liou AD, Nicholls JI, Yuodelis RA, Brudvik JS (1993). Precisão da substituição de três coifas de impressão de transferência cónicas em dois materiais de impressão elastoméricos. *Int J Prosthodont* 6: 377-383.

Lu H, Nguyen B, Powers J (2004). Propriedades mecânicas de 3 materiais de impressão elastoméricos de silicone e poliéter de adição hidrofílica. *J Prosthet Dent* 92:151-4.

Manappallil JJ (2010). Materiais dentários básicos. 3ª ed. Jaypee Brothers Medical Publishers

Mandikos MN (1998). Materiais de impressão de polivinil siloxano: Uma atualização da utilização clínica. *Aust Dent J* 43: 428-434.

Mazzanti G, Daniele C, Tita B, Vitali F, Signore A (2005). Avaliação biológica de um material de impressão de polivinil siloxano. *Dent Mat.* 21(4): 371-374

McCabe JF (Ed), Walls A (Ed) (2008). Materiais dentários aplicados. 9ª Ed. Wiley-Blackwell Publishing Ltd.

Millar BJ, Dunne SM, Robinson PB (1998). Estudo in vitro do número de defeitos de superfície em impressões de silicone de adição monofásica e bifásica. *JProsthetDent* 80: 32-5.

Mpikos P, Tortopidis D, Galanis C, Kaisarlis G, Koidis P (2012). O efeito da técnica de moldagem e da angulação do implante na precisão da moldagem de implantes de ligação externa e interna. *Int J Oral Maxillofac Implants* 27: 1422-1428.

Naconecy MM, Teixeira ER, Shinkai RS, Frasca LC, Cervieri A (2004). Avaliação da precisão de 3 técnicas de transferência para próteses implanto-suportadas com múltiplos pilares. *Int J Oral Maxillofac Implants* 19: 192-198.

O'Brien WJ (2008). Materiais dentários e sua seleção ,4th ed. Canadá. Quintessence Publishing Co, Inc. p. 103-104.

O'Brien WJ (1989). Materiais dentários. Propriedades e seleção. Chicago: Quintessence Books.

Osio MA (2008). O efeito do tempo de armazenamento na precisão dimensional de materiais de impressão elastoméricos. Mini tese. Departamento de Dentisteria Restauradora, Faculdade de Dentisteria, Universidade do Cabo Ocidental.

PaffenBarger GC (1974). Materiais de impressão hidrocolóides: propriedades físicas e especificações. *J Am Dent Assoc* 27: 373-388.

Pande NA e Parkhedkar RD (2012). Uma avaliação da exatidão dimensional da técnica de moldagem de um passo e de dois passos utilizando material de moldagem de silicone de adição: um estudo in vitro. *J Indian Prosthodont Soc* 13: 254-259.

Perkins RA (1966). Impressões e Materiais de Impressão em Dentisteria Conservadora. Tese de Mestrado. Universidade de Sydney, Austrália.

Peyton FA (1968). Restorative Dental Materials, 3rd ed. C. V. Mosby Co. p. 199211.

Peyton FA (1965). Avaliação de Materiais Utilizados para Técnicas Indirectas. *Dent Clin North Am,*

213-223.

Philips RW (1973). Ciência dos materiais dentários. 7th ed. St. Louis. C. V. Mosby Co. p. 136-156.

Powers JM e Wataha JC. (2013). Propriedades e Manipulação de Materiais Dentários 10th ed. Mosby, uma inprinted da Elsevier Inc. EUA. p. 94, 100-101.

Powers JM e Wataha JC (2008). Propriedades e Manipulação dos Materiais Dentários 9th ed. EUA. Mosby, uma inprinted da Elsevier Inc. p 189.

Pujari M, Garg P, Prithviraj DR (2014). Avaliação da exatidão de moldes de próteses de implantes de conexão interna múltipla obtidos a partir de diferentes materiais e técnicas de moldagem: Um estudo in vitro. *J Oral Implant* 40: 137-145.

Purohit S (2012). Uma análise comparativa das técnicas de moldagem e angulações dos implantes na exatidão das moldagens de implantes múltiplos - um estudo in vitro. Dissertação de mestrado. Instituto de Ciências Dentárias, Karnataka. Universidade KLE.

Ravald N, Dahlgren S, Teiwik A, Grondahl K (2013). Avaliação a longo prazo dos implantes Astra Tech e Branemark em pacientes tratados com pontes de arcada completa. Resultados após 12-15 anos. *Clin Oral Implants Res* 24:1144- 1151.

Reddy S, Prasad K, Vakil H, Jain A, Chowdhary R (2013). Precisão das impressões com diferentes materiais de impressão em implantes angulados. *Nigerian J Clin Pract* 16: 279-284.

Rismanchian M e Monirifard R (2008). Impressão de implantes, principais padrões e modificações: revisão. *J Islam Soc Dent* 20: 234-242.

Rohlig GB, Ongul D, Sancakli E, Sermet B (2014). Avaliação comparativa dos efeitos da posição do implante, do material de impressão e do tipo de moldeira na exatidão da impressão do implante. *J Implant Dent* 23: 283-288.

Santayana de Lima LM, Borges GA, Burnett LH Jr, Spohr AM (2014). Estudo in vivo da precisão de impressões em arcada dupla. *JInt Oral Health* 6(3): 50-5.

Shillingburg HT, Hobo S, Whitsett ,LD (1981). Fundamentos da prostodontia fixa. 2a ed. Chicago: Quintessence Publishing Co.

Si-Hoon J, Kyoung K, Jae-Min S, Kwang-Yeob S, Ju-Mi P.e Seung-Geun A. (2010) Efeito da coifa de impressão e da angulação do implante na exatidão das impressões de implantes: um estudo in vitro. *J Adv Prosthodont* 2: 128-133.

Sorrentino R, Gherlone EF, Calesini G, Zarone F (2010) Efeito da angulação do implante, comprimento da conexão e material de impressão na exatidão dimensional das impressões de implantes: Um estudo comparativo in vitro. *Clin Implant Dent Relat Res* 12: e63-e76.

Skinner EW, Cooper EN, Beck EE (1950). Reversible and Irreversible Hydrocolloid Impression Materials (Materiais de Impressão Hidrocolóides Reversíveis e Irreversíveis). *J Am Dent Assoc* 40: 196-207.

Skinner EW, Pomes CE (1947). Os Materiais de Impressão de Alginato. Técnica de Manipulação e Critério de Seleção. *J Am Dent Assoc* 35: 245256.

Taylor T e Agar J. (2002).Vinte anos de progresso na prótese sobre implantes. *JProsthetDent* 88(1): 89-95.

Treml A, Galvão A, Giovanini F, Christiano E, Morais M, Gonzaga C, Silva E (2013). Avaliação comparativa da precisão de impressões de transferência pick up realizadas com dois tipos diferentes de moldeiras. *RSBO* 10: 128-134.

Van Noort R. (1994). Introdução aos materiais dentários. Espanha: Mosby p.201-214.

Vigolo P, Mutinelli S, Fonzi F, Stellini E (2014). Uma avaliação in vitro das técnicas de moldagem para próteses de implantes de ligação interna e externa múltipla. *Int J Oral Maxillofac Implants* 29: 807-818.

Vigolo P, Fonzi F, Majzoub Z, Cordioli G (2004). Uma avaliação das técnicas de moldagem para próteses de implantes de conexão interna múltipla. *J Prosthet Dent* 92: 470-476.

Vigolo P, Majzoub Z, Cordioli GP (2003). Avaliação da exatidão de três técnicas utilizadas para impressões de pilares de implantes múltiplos. *J Prosthet Dent* 89: 186-192.

Vigolo P, Odont, Majzoub Z, Cordioli G (2000). Comparação in vitro da precisão do molde mestre para a substituição de implantes num único dente. *J Prosthet Dent* 83: 562-6.

Walker MP, Ries D, Borello B (2008). Precisão do molde do implante em função das técnicas de moldagem e da viscosidade do material de moldagem. *Int J Oral Maxillofac Implants* 23: 669-674.

Wassell RW, Barker D, Walls AWG (2002). Coroas e outras restaurações extra-coronárias: materiais de impressão e técnica. *Br Dent J* 192: 679690.

Wee AG (2000). Comparação de materiais de impressão para impressões diretas de múltiplos implantes. *J Prosthet Dent* 83: 323-331.

Wee AG, Aquilino SA, Schneider RL (1999). Estratégias para conseguir a adaptação em prótese sobre implantes: uma revisão da literatura. *Int J Prosthodont* 12:167178.

Wenz HJ e Hertrampf K (2008) Precisão de impressões e moldes utilizando diferentes técnicas de impressão de implantes num sistema multi-implante com uma conexão hexagonal interna. *Int J Oral Maxillofac Implants* 23:3947.

Whiteman Y e Nathanson D (2007). Resistência ao rasgamento e precisão dimensional dos materiais de impressão elastoméricos. *J Dent Res* 86: 179-184.

Williams JR e Craig RG (1988). Propriedades físicas dos silicones de adição em função da composição. *J Oral Rehabil* 15: 639-50.

Yang M (2013). Verificação de próteses dentárias suportadas por implantes: Avaliação da Distância do Gap e do Tempo de Polimerização. Dissertação de Mestrado. Universidade de Illinois, Faculdade de Medicina Dentária, Chicago, IL.

Apêndice I

Módulo de elasticidade do corpo médio virtual e do corpo médio Aquasil

Test Results

Sp No	MAX.STR (MPa)	MAX.%STN (%)	M100 (MPa)	M300 (MPa)	M500 (MPa)	MODULUS (MPa)
1	4.615	130.0	3.847	--------	--------	4.286
2	4.550	130.3	3.532	--------	--------	4.141
3	4.340	121.7	3.742	--------	--------	4.253
4	4.156	113.3	3.775	--------	--------	4.208
5	4.239	120.0	3.666	--------	--------	4.956

Aquasil corpo médio

Test Results

Sp No	MAX.STR (MPa)	MAX.%STN (%)	M100 (MPa)	M300 (MPa)	M500 (MPa)	MODULUS (MPa)
Avg.	4.380	124.7	3.712	*******	*******	4.369
Sdv.	0.197	9.7	0.120	*******	*******	0.333

Aquasil corpo médio

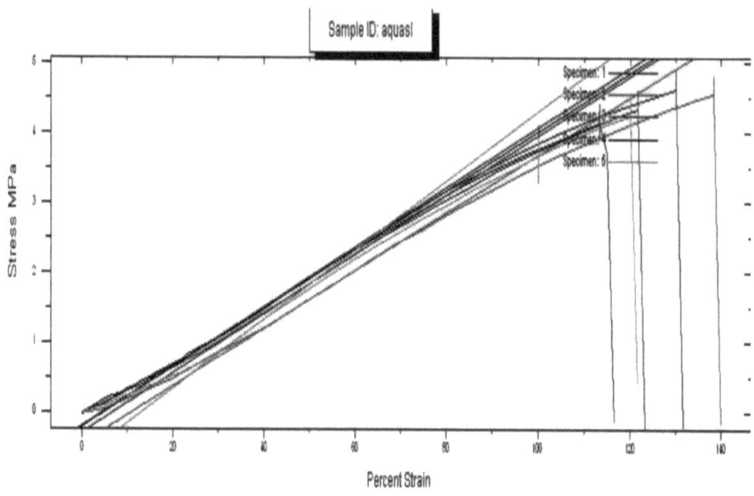

Test Results

Sp No	MAX.STR (MPa)	MAX.%STN (%)	M100 (MPa)	M300 (MPa)	M500 (MPa)	MODULUS (MPa)
1	3.041	83.33	--------	--------	--------	7.944
2	2.783	71.67	--------	--------	--------	8.313
3	2.632	56.67	--------	--------	--------	8.138
4	2.855	68.33	--------	--------	--------	8.938
5	2.747	56.67	--------	--------	--------	8.206

Corpo médio virtual

Test Results

Sp No	MAX.STR (MPa)	MAX.%STN (%)	M100 (MPa)	M300 (MPa)	M500 (MPa)	MODULUS (MPa)
Avg.	2.812	67.33	*******	*******	*******	8.308
Sdv.	0.152	11.22	*******	*******	*******	0.377

Corpo médio virtual

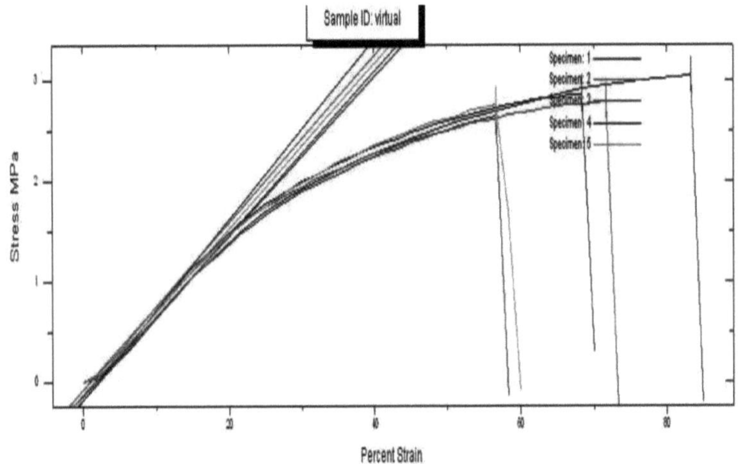

Apêndice II

Discrepância entre o estudo e os moldes principais (em pm) por tipo de material e grau de angulação.

	Material	Angulation	Difference (µm)
1	Virtual	0°	-0.0113
2	Virtual	0°	-0.0187
3	Virtual	0°	0.0099
4	Virtual	0°	-0.0567
5	Virtual	0°	0.0074
6	Virtual	0°	-0.0159
7	Virtual	0°	-0.0138
8	Virtual	0°	0.0057
9	Virtual	5°	-0.0048
10	Virtual	5°	-0.0493
11	Virtual	5°	0.0033
12	Virtual	5°	0.033
13	Virtual	5°	-0.0098
14	Virtual	5°	-0.0017
15	Virtual	5°	0.0272
16	Virtual	5°	-0.0115
17	Virtual	10°	-0.0223
18	Virtual	10°	0.0303
19	Virtual	10°	-0.0306
20	Virtual	10°	-0.0393
21	Virtual	10°	-0.0201
22	Virtual	10°	0.0671
23	Virtual	10°	-0.027
24	Virtual	10°	0.0509
25	Virtual	15°	-0.0195
26	Virtual	15°	0.0001
27	Virtual	15°	-0.011
28	Virtual	15°	-0.0722
29	Virtual	15°	-0.0146
30	Virtual	15°	0.0424
31	Virtual	15°	0.01
32	Virtual	15°	0.004
33	Aquasil	0°	0.0219

34	Aquasil	0°	0.0339
35	Aquasil	0°	0.0465
36	Aquasil	0°	0.0226
37	Aquasil	0°	0.0303
38	Aquasil	0°	-0.0891
39	Aquasil	0°	0.0505
40	Aquasil	0°	0.0526
41	Aquasil	5°	0.0112
42	Aquasil	5°	0.0301
43	Aquasil	5°	0.0366
44	Aquasil	5°	0.032
45	Aquasil	5°	0.0471
46	Aquasil	5°	0.0185
47	Aquasil	5°	-0.0418
48	Aquasil	5°	0.0116
49	Aquasil	10°	0.0022
50	Aquasil	10°	-0.0826
51	Aquasil	10°	-0.2196
52	Aquasil	10°	-0.1235
53	Aquasil	10°	-0.1275
54	Aquasil	10°	-0.0585
55	Aquasil	10°	-0.0432
56	Aquasil	10°	0.0629
57	Aquasil	15°	-0.0384
58	Aquasil	15°	-0.0149
59	Aquasil	15°	-0.0317
60	Aquasil	15°	-0.0668
61	Aquasil	15°	-0.0455
62	Aquasil	15°	-0.0265
63	Aquasil	15°	-0.0193
64	Aquasil	15°	-0.0309